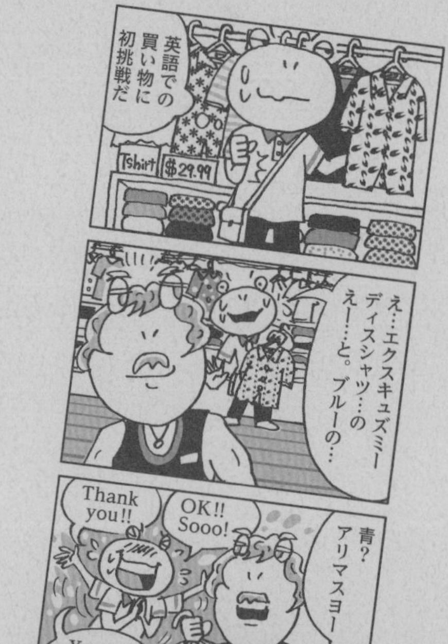
英語での買い物に初挑戦だ
Tshirt
$29.99
え…エクスキュズミー ディスシャツ…の えー…と。ブルーの…
青? アリマスヨー
OK!! Sooo!
Thank you!!
Yes ! Please!! Great!!
ありがとうございました
アレ?

→ P.144へ

デキる研修医は実践してる

プレゼン・学会発表・論文執筆のコツ、教えます

藤川 達也 編著
三豊総合病院内科部長／卒後臨床研修センター長

はじめに

皆さんは病院で他の先生やスタッフとのコミュニケーションに自信があるでしょうか？

コミュニケーションと言っても、世間話や噂話の類いではありません。社交的かどうかという意味でもありません。ここで言うコミュニケーションとは、医師業務にかかわるやりとりのことです。つまり他診療科の先生や指導医へのコンサルテーション、医局のカンファレンスでのプレゼンテーション、そして国内外の学会の場で発表し、質疑応答や議論すること、さらには皆さんが診療中に気がついた新しい知見を論文にして世界に発表することです。そこには医療現場ならではの“お作法”があります。

私はどちらかと言えばこうしたコミュニケーションに苦手意識を持っていました。特に医師になりたての頃は、指導医の先生に教えてもらいながらもある程度の経験を積むまではどこか不器用で、たどたどしかったと記憶しています。

そんな苦手意識を持っていた私でさえ、ある程度の臨床経験を積み、他診療科の先生とスムースなコミュニケーションが取れるようになり、そしていくつもの学会発表を経験し、いくつも英語論文を発表することができました。また、研修医を指導する立場になり、いくつかの病院で数多くの研修医を指導してきました。

本書はそんな私と私が勤務する三豊総合病院で同じく研修指導する立場の先生方とで、コミュニケーションのノウハウをまとめたものです。

前半の第1章から第4章では、主にコミュニケーションに関する心構えとノウハウ、つまり医師になったらいや応なく経験するコンサルテーション、症例の概要を伝えるプレゼンテーション、そして国内学会で発表するために何が必要なのかを紹介しています。日常の臨床風景で遭遇しそうな状況を多数設定しており、研修医の皆さんが研修を受けるときに気をつけること、持つべき心構えを散りばめました。コンサル、プレゼン、学会発表と聞いて「難しそうだ」「うまくできるかな？」と感じました？ 大丈夫！ 誰でも皆、最初は初心者です。そして本書は、毎年、毎日、研修医の先生方と接し、教え教えられている立場として、現場目線で書いています。

医師としてぜひチャレンジしてほしい国際学会での発表、そして英語での論文執筆についてはどうでしょうか？ そもそも経験がないばかりか、考えてみたこともないという方が多いのではないでしょうか。

でも、実は皆さん、興味がありますよね？ あなたの先輩、上級医が海外の学会に出向いて英語で発表し、英語で論文をまとめて有名雑誌に掲載された、なんてこと、一度は耳にしたことがあるでしょう？ そして憧れますよね。

私の場合、医師になって数年経過した頃から自ら進んで取り組みました。皆さんと同じで、憧れたからです。だから抵抗はありませんでしたし、たとえ目が回るほど多忙なときも、業務外の時間を費やしても、苦痛に感じることはありませんでした。後半の第５章、第６章では、皆さんが日常診療で学んだことをブラッシュアップさせることができる海外学会での発表や英語論文執筆について、具体例を交えて解説しました。当院で研修を終えた先生は、他院で診療をしながらもトップジャーナルへの論文投稿や国際学会で活躍した様子を報告してくれます。本書は皆さんも同じように活躍していくためのノウハウをお伝えできるものと信じています。

何も一気に全てできるようになる必要はありません。本書は、医師になった皆さんが経験していくであろうことから順に1つずつ解説しています。初めてのことに取り組むとき、本書を思い出してください。ここに心構えとノウハウが書いてあります。

本書が研修医、若手の先生方の日々の診療における円滑なコミュニケーションの助けになること、そしていずれ専門の分野に進んだ暁には皆さんが日々経験し、学んだ知見を全国、そして世界に向けて発信するために役立つことを願っています。

2021年1月　　藤川達也

筆者一覧

藤川 達也
三豊総合病院内科部長 兼 卒後臨床研修センター長
第1章/第5章/第6章

安田 美帆
三豊総合病院内科／岡山大学大学院医歯薬学総合研究科総合内科学
第2章

山内 健司
香川県立中央病院消化器内科医長
第3章

安原 ひさ恵
三豊総合病院内科医長
第4章

Contents

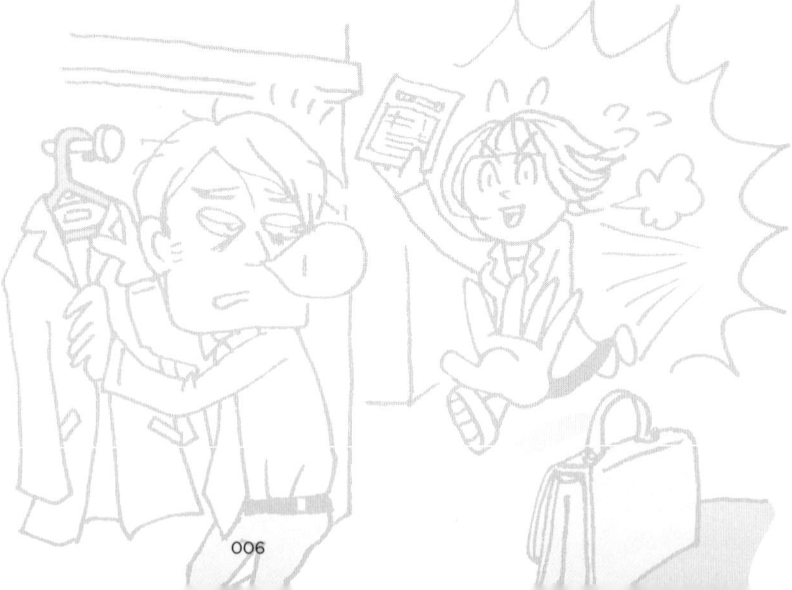

第 2 章　症例プレゼンってどうすればいいの？（安田）

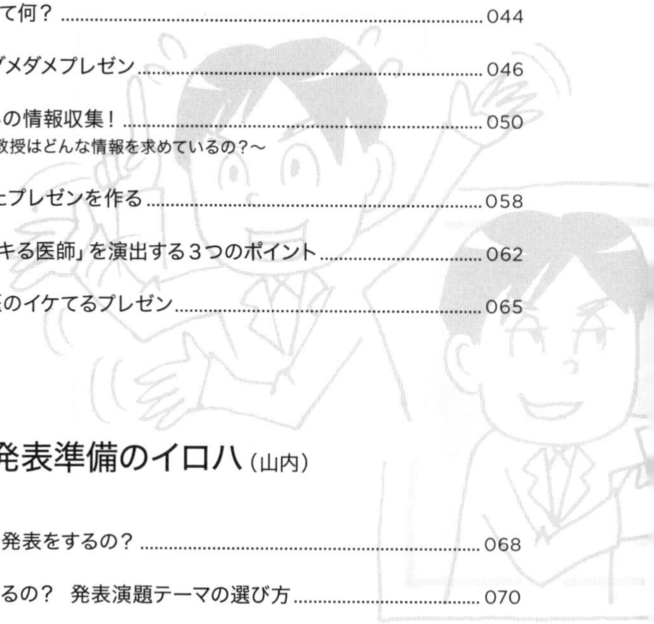

第 3 章　学会発表準備のイロハ（山内）

第 4 章　国内学会発表、いよいよ本番（安原）

第 5 章　海外学会で発表だ！（藤川）

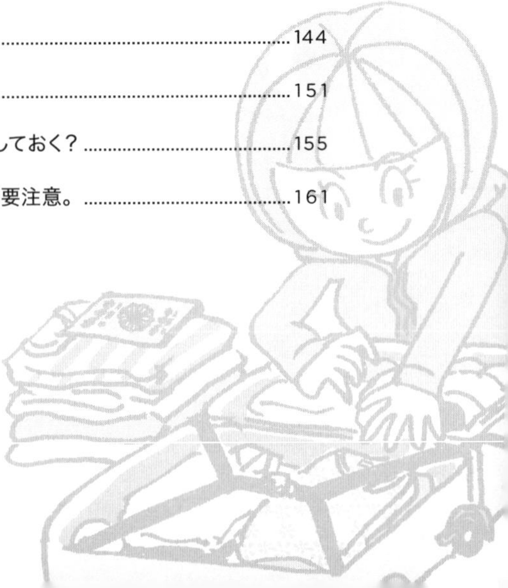

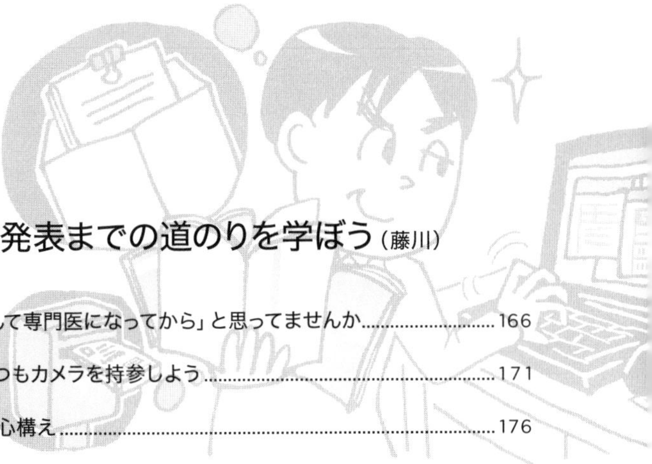

第6章　論文発表までの道のりを学ぼう（藤川）

第1章

どうする？
他診療科へのコンサルト

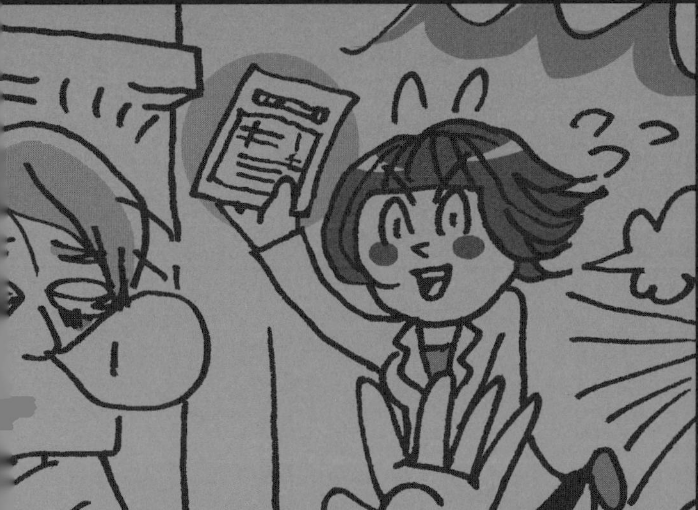

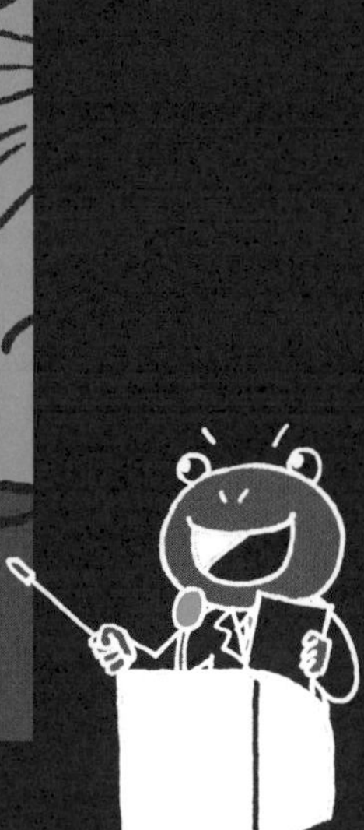

01-01

デキる研修医はコンサルトが違う

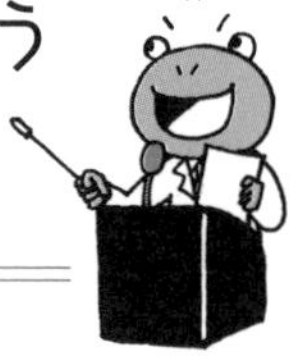

皆さんはコンサルテーションと聞いて何を思い浮かべるでしょうか？

この章で取り上げるコンサルテーション（コンサルトとも言う）とは、主に他者とのコミュニケーションを意味する用語ですが、医療の世界では「その道の専門家への相談」を意味する用語とも言えます。

初期研修における臨床研修の到達目標に、「指導医や専門医に適切なタイミングでコンサルテーションができる」という項目があります。初期研修時代において、コンサルテーション技能習得についても一つの到達目標として身に付けていただきたいと思います。

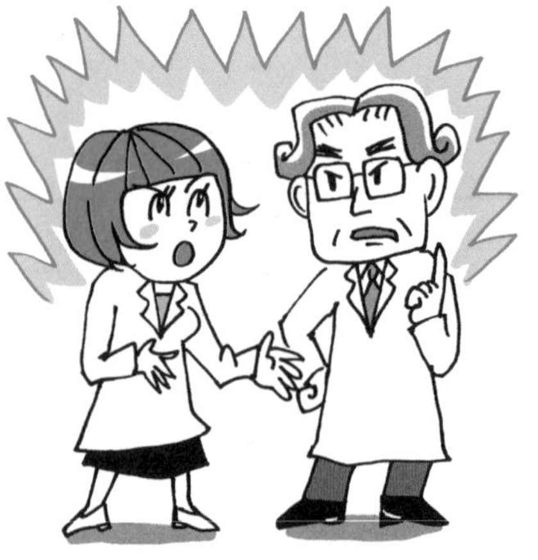

コンサルテーションは、単に専門医に意見を聞いたり患者を任せたりすることではありません。相談する医師と相談を受ける医師が，面と向かって議論しながら目の前の患者さんの問題点を解決することこそがコンサルテーションなのです。つまりその最終的な到達点は、主治医として患者さんの診断・治療方針について専門医と対等にディスカッションし、より質の高い診療を提供することです。

これまで皆さんは医学生の時にコンサルトをする、もしくは受ける機会はあったでしょうか？ 病院実習の時、診察をした後に担当の先生に報告、相談することもコンサルテーションに該当します。その時に相手、タイミング、内容などは適切にコンサルトできていたでしょうか。

救急外来、病棟、訪問診療など、場面が変わればコンサルトの仕方も変わるでしょう。さらに、コンサルトする相手が自分の診療科の医師か、他科の医師かによっても異なるのは分かると思います。

同じ診療科の相手、例えば上司であっても、「どうしてその内容を伝えなかったのだ」「そこまで詳しくは報告不要だ」などと言われることがあるかもしれません。相手が代われば要求される情報も変わるのです。相談や報告する際、何を伝えるべきか。あらかじめ上司とよく相談しておく（聞いておく）、あるいは同僚の研修医などから情報を得ておくことが大切です。

また、一般外来で、救急外来で、あるいは病棟で、と、各シチュエーションにおいて相談したいとき、どんなことを伝えるべきか、報告すべきか、など最低限必要な内容を知っておくことでスムーズなコミュニケーションが図れます。

これまで皆さんは体系的にコンサルトの方法を学ぶ機会はなかったかもしれません。しかし、例えば救急外来を受診した患者の20〜40%にコンサルトが必要であったという報告があるように、指導医や他科の専門医に相談するケースはこれから山のように経験することでしょう。病棟入院患者においても指導医に相談する機会は数多く存在します。

経験の浅い研修医から上級医あるいは指導医にコンサルトすることが多いのは当然です。しかし、我々のような指導医の立場となっても自分の専門外の分野や他科の分野については日常的にコンサルトする機会は訪れます。

経験の多寡にかかわらず、全ての医師が生涯教育として診療分野の最新知識を身に付けておくのが必要なように、コンサルテーションの技能も医師として働き続ける限り常に磨いておくべき技能なのです。

コンサルトを受ける者からすれば、スムーズかつ的を射たコンサルテーションは「デキる研修医」という印象を受け、その後のコミュニケーションも円滑に進みます。結果的に多くの学ぶ機会をもたらしてくれるのです。

この章では多職種、他職種が共同で働く病院において欠かせないコンサルトについて相手の職種、また状況ごとに解説していきたいと思います。

01-02

他科コンサルト時のノウハウ（概論）

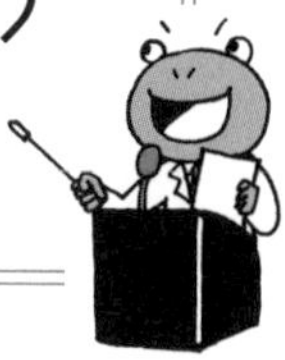

皆さんはある状況を患者さんに説明する際、相手が小児か成人かによって説明方法は変えるでしょう。

では、相手が医師、さらに同じ診療科、あるいは異なる診療科、または上司、先輩、もしくは同僚であった場合、同じようなプレゼン、説明をしているでしょうか？ また医師以外の看護師、医療スタッフに説明する場合、説明の仕方は同じでしょうか？ 恐らく説明の仕方は異なると思います。そして同じ相手であっても緊急性の高い状況、ある程度ゆっくり時間を取れる状況、などシチュエーションにおいてその伝え方は異なることを理解してほしいと思います。

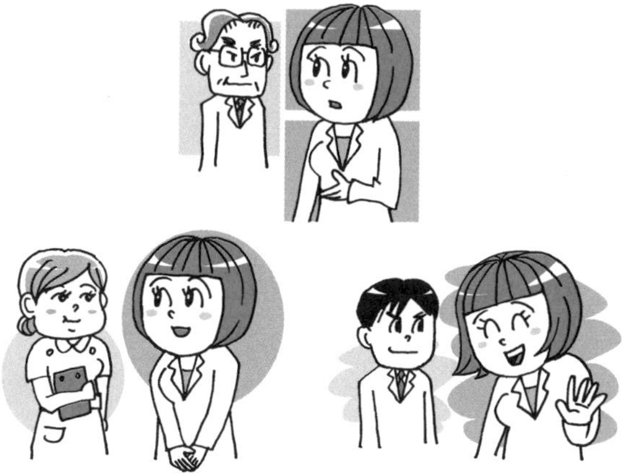

この項ではコンサルトする相手、報告する相手ごとにそれぞれの状況に応じてそのポイントを説明したいと思います。

まず最も大切なこととして、コンサルトの内容のうち目的から開始することを覚えておきましょう。

以下に、重要な項目から順にコンサル相手に伝えていく手順を示します。

① はじめに「何のためのコンサルトか？」を明確にします。

―「救急外来のSTEMI症例の相談です」―
―「虫垂炎の手術適応の相談です」―
―「肺炎の入院適応の相談です」―
―「下血の緊急内視鏡適応についての相談です」―

ここで重要なのは、コンサルト相手の専門性を尊重して「適応について」相談していることです。つまり診察をお願いすることに変わりはありませんが、「内視鏡をお願いします」「手術をお願いします」と依頼するわけではないのです。検査、治療の必要性を判断し、それらを実施するのはあくまでもコンサルト相手の先生です。ですから、「適応を検討してもらう」のです。自分自身は「絶対的適応だ」ぐらいに思っていても、です。自分が分からないから、判断に迷うから、あるいは専門家のアドバイスがほしいから、コンサルトするわけですからね。

しかし、だからといって丸投げはいけません。ろくに診察もせず、また最低限必要と考えられる検査や所見を取らずにコンサルトするのは、最も嫌われるコンサルトです。コンサルトする上で相手に伝えるべき情報、伝えなければいけない情報がありますから、次の項でそれを示します。

② 次に相手に応じてどのくらいの詳細さで伝えるかを考えます。

さて、コンサルト相手に何をどのくらいの詳細さで伝えるか判断に迷うときにはどうしたらよいでしょう？

慣れないうちは「短いコンサルト」パターンと「より詳しい長いコンサルト」パターンの２段階で用意しておくとよいと思います。例えば、

- 短いコンサルトで終えるために要点をまとめたもの
- 長いコンサルトのために詳細な情報を揃えたもの

の２通りで準備をしておくのです。

準備したら最初のうちは必要事項をメモしておいたりカルテをあらかじめ開いておいてからコンサルトに臨むとよいでしょう。慣れてきたら、コンサルトに必要な情報を頭の中で整理してコンサルトに臨めるようになると思います。

では、コンサルトの中身について解説しましょう。

まず①に挙げたようなコンサルトの目的を伝えます。

次に、短いコンサルトの場合には、「簡潔な現病歴と重要な診察所見や検査所見」を伝えます。これは必ず伝えるべき項目です。

「簡潔な現病歴と重要な診察所見や検査所見」を確実に漏れなく伝えるコツは、「状況」「背景」「判断」「提案」の4つを意識しながら伝えることです。これを意識する上でコミュニケーションスキル「SBAR（エスバー）」を用いるとよいでしょう。これはもともとアメリカ海軍が潜水艦の中で用いていた情報伝達スキルであり、近年、医療にも応用される機会が増えています。

「S」は**Situation**のことです。
例：突然発症の左前胸部痛で来院した70歳の男性です。

「B」Backgroundは既往歴です。
例：既往に糖尿病と脂質異常症があります。

「A」Assessmentは診察時の所見です。
例：心電図で胸部誘導にST上昇の所見があります。

「R」Recommendationはコンサルト先にお願いすること、依頼内容です。
例：循環器診察をお願いします。

ここまで内容を伝えてコンサルトの先生が依頼内容を把握できたなら、あとは先方のアクションを待つ形となりますので、コンサルトはいったん終了です。

しかし、追加で情報を求められた場合には長いコンサルトとして対応します。

カルテに沿って、「主訴」「現病歴」「ROS (Review of Systems)」「既往歴」「内服薬」「社会歴・家族歴」「アレルギー（の有無）」「バイタルサイン」「身体所見」「検査所見」「初期評価と対応」などの内容から、相手が必要とする情報をより詳細に伝えます。

各項目については、例えば以下のような情報です。

主訴：左前胸部痛
現病歴：夜トイレに行った後、突然胸部絞扼感が出現。徐々に痛みが増強し左肩にも放散する痛みあり。冷汗も伴う。痛みは1時間以上、そして現在も持続している。
ROS：（＋）胸痛、（－）動機、呼吸困難、失神
既往歴：糖尿病、脂質異常症
内服薬：DPP-4阻害薬、ビグアナイド薬、スタチン薬
社会歴・家族歴：喫煙「20本/日を50年」、飲酒は「機会飲酒」、家族歴は「父が心筋梗塞」。
アレルギー：あり（本人はバナナにアレルギーがあると言っている）
バイタルサイン：血圧150/64mmHg、脈拍66/分整、呼吸数20/分、SpO_2 97%（室内気）
身体所見：心雑音なし、呼吸音に左右差なし、ラ音なし
検査所見：心電図のV1-4でST波の上昇を認める、心臓超音波検査で前壁-中隔の壁運動低下を認める。血液検査は提出中。
初期評価と対応：末梢点滴ルートを確保、虚血性心疾患と判断し、硝酸薬を舌下投与した。

コンサルトをする際にいま一度考えてほしいこととして下記の点が挙げられます。

① そのコンサルトは本当に今、必要なのか

例えばある疾患に対して後日、他診療科で精査予定となっているならば、それを知らずに紹介してしまうことは避けなければなりません。ただし、状態が悪化してきているとなればその限りではありません。

また明け方午前6時に来院した救急患者について、緊急を要する疾患・病態ではないものの、その日のうちに紹介が必要と考えられるようなケースの場合はどうすればよいでしょうか。この場合、日曜日でもない限り、数時間待てば午前の専門外来が始まりますし、朝が早い先生であればそろそろ病院に到着する頃です。だとすれば、早朝にあえてオンコールの先生を呼び出す必要はないこともあるでしょう。「紹介が必要だ！」と感じたとき、すぐにでも専門科に相談したくなる気持ちは分かります。しかし、ほんの1〜2時間もすれば先生方が出勤してきます。患者さんの容体が許すならば、様子を見ながら待つというのも手です。繰り返しますが、緊急を要すると判断された場合は、ためらうことなくコンサルトしなければいけません。その判断をするためにも、問診、身体所見をしっかりと取ることが重要です。

② 救急外来の患者さんであればその日一緒に当直に入っている指導医にまず相談しているか？ 入院患者さんであれば主に診療にあたっている主治医（上司）に確認を取っているか？

研修医は、研修期間中には指導医の監督のもとで医療行為を実施していると思います。他診療科にコンサルトをすることについて、指導医へ報告するようにしましょう。

軽微な病状であれば指導医が対応してくれるでしょうし、その結果

コンサルト不要となるかもしれません。入院患者さんであれば、主治医にとって想定の範囲内の容体の変化かもしれません。特定の病態に対してあえて他診療科にコンサルトせずにフォローしているかもしれません。もちろん想定外の容体の変化の場合もありますし、緊急対応が必要になるケースもあります。ですから、指導医や主治医に相談することが大切なのです。

③ コンサルトする相手、方法は正しいか？

例えばある疾患は院内の慣習によって診る診療科が決まっていることがあります。それを知らずに違う診療科へコンサルトをするのは避けなければなりません。

例

- 脳梗塞を、内科が診る病院と脳神経内科が診る病院、脳神経外科が診る病院がある
- 末梢性めまい症を、内科が診る病院と耳鼻咽喉科が診る病院がある

コンサルトする診療科が正しくても、本来コンサルトするべきでない医師（当直明けで帰宅するはずの医師や当番でない医師）にコンサルトすることも避けるべきです。ただ状況が許せば正式なコンサルトをする前に、近くにいた相談しやすい医師に少し相談することはそれほど問題ではありません。このあたりはある程度病院のルールや慣習に従うべきとも言えます。

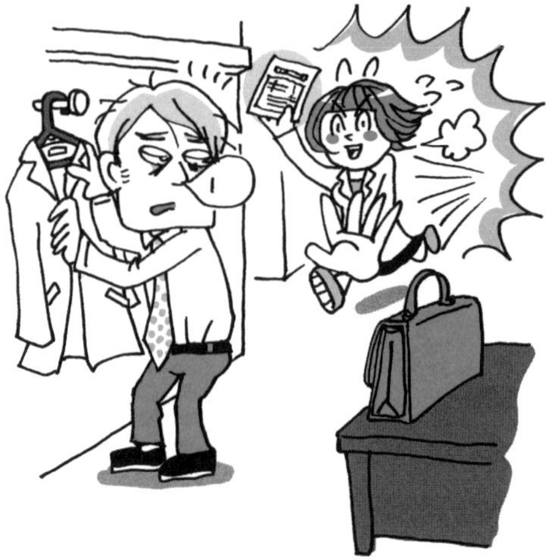

POINT

① コンサルト相手は誰？ 相手によって伝える内容、伝え方は異なる！

② 何のためのコンサルト？ まずはそこをはっきりさせよう！

③ 判断するのはコンサルト相手！

④ 判断に必要な情報を、簡潔に伝えること。

⑤ 手短に行うコンサルトのコツはSBAR（エスバー）！

⑥ しっかりコンサルトするときの11要素 「主訴」「現病歴」「ROS（Review of Systems）」「既往歴」「内服薬」「社会歴・家族歴」「アレルギー（の有無）」「バイタルサイン」「身体所見」「検査所見」「初期評価と対応」。

⑦ そのコンサルト、本当に今、必要なの？

⑧ ちょっと待って！ コンサルト前に指導医、主治医に相談。

⑨ そのコンサルト、相手は正しい？

01-03

さあ、他科コンサルトだ!!（実践編）

ではいよいよ実践編です。ここでは研修医が当直中に腹痛を訴える患者を担当し、外科に診察を依頼する状況を見てみましょう。

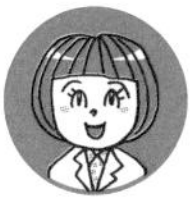

研修医：相談よろしいでしょうか？

外科医：はい、どうぞ。

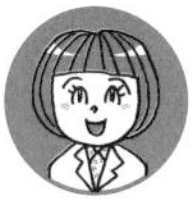

研修医：腹痛の患者さんを診てほしいのですが。

外科医：もう少し情報を教えてもらえますか？

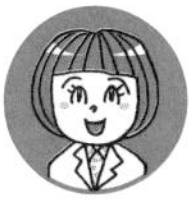

研修医：50歳女性で右下腹部痛のある患者さんです。

外科医：……いつ発症ですか？

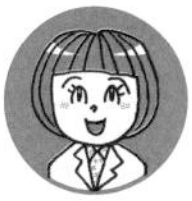

研修医：本日19時発症です。

外科医：……かなり痛がっているのですか？

はい、McBurney圧痛点に強い圧痛を認めます。

研修医

……既に検査はしているのでしょうか？（一つひとつ聞かないと言わないのかな）

外科医

このコンサルトはいかがでしょうか。研修医は外科に診察を依頼しているのですが、情報を少しずつ出しているのでコンサルトを受ける側としては物足りなさを感じています。場合によっては、「もっとちゃんと説明しろ！！」と怒鳴られることもあるかもしれません。情報を伝えるときはもったいぶってはいけません。必要な情報を簡潔にズバッと伝えることが求められます。

これを前項で紹介したSBARに沿って情報を提供していくとどうなるでしょうか。

相談よろしいでしょうか？

研修医

はい、どうぞ。

外科医

急性虫垂炎の手術適応の相談です。

研修医

どんな症例でしょうか？

外科医

研修医：本日19時発症の右下腹部痛で来院した50歳の女性です(S)。

研修医：既往に2年前、保存的加療歴のある虫垂炎があり、その際も今回同様の症状だったと言っています(B)。

研修医：McBurney圧痛点に強い圧痛、反跳痛があり筋性防御もあります。腹部超音波、CTいずれも径12mmほどに腫大した虫垂を認めます(A)。

研修医：手術適応に関してご検討をお願いします(R)。

外科医：なるほど、分かりました。

どうでしょうか？ 一気にまくし立ててるように聞こえる？ 相手が聞き取れなくて、かえって怒られやしないかって？ 大丈夫。相手は経験豊富な専門医です。聞き取れないくらいの早口ではいけませんが、必要な情報（求めている情報）を話しているのであれば、それがまくし立てているような話し方でも、相手にはちゃんと理解できています。

短いコンサルトをした後に追加で質問されたならば、カルテなどを確認しながら答えます。

「既往歴として心疾患や呼吸器疾患はありませんか？」
「内服薬はありますか？」

「最終食事はいつですか?」

などの追加の質問をされることがあるでしょう。これらに適宜答えます。

この時、分からないことは「分かりません」と伝えなければいけません。特に救急搬送された患者さんの診察などでは分からないことも多いでしょう。「分からない」と言うことは決して恥ずかしいことではありません。

しかし、あれも分からない、これも分からない、ではコンサルト相手の先生も困ってしまいます。例えば消化器外科(内科)であれば最終食事、脳外科であれば意識レベルなど、コンサルトする診療科からよく求められる情報は、事前に把握しておいてすぐに伝えられるといいでしょう。

POINT

① コンサルトはまず目的を明らかにすることから!

② コンサルト相手に応じて伝えるべき情報、よく聞かれる情報を把握しておく。

③ SBARを意識してコンサルトしよう!

④ 相手の専門性を尊重し、決定権に立ち入り過ぎない。

01-04

一緒に当直する指導医へのコンサルト

前項でも述べましたが、研修医の皆さんにとって、一番コンサルトすることが多いのは、一緒に当直に入っている指導医でしょう。この指導医へコンサルトをする状況を例に、コンサルトのノウハウを学びましょう。

指導医へのコンサルトは、はじめからSBARに沿って情報を提供していきます。

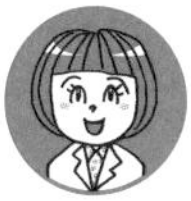

研修医

頭痛症状の患者のご相談です。

指導医

どんな症例？

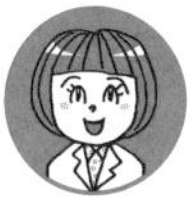

研修医

3週間来徐々に増悪する頭痛で来院した80歳の男性です(S)。

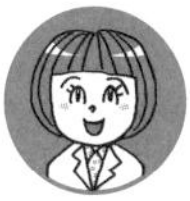

研修医

既往に認知症、アルコール性肝障害があります。家族はふらつきが気になっており、また認知症症状も進行したと考えていたようです(B)。

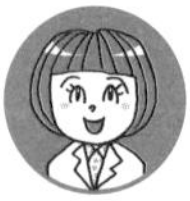

研修医

バイタルサインは血圧162/86mmHg、脈拍51回/分その他は正常範囲内、身体所見として右上下肢の筋力低下を認めます (A)。

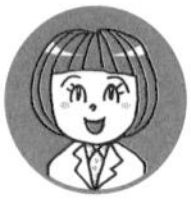

研修医

頭蓋内病変の可能性を考え頭部CTを施行しようと思いますがいかがでしょうか (R)。

指導医

なるほど。では検査に行こうか。

どうでしょうか。ここは前項で紹介した、専門医へのコンサルトと同じですね。あなたの指導医なのですから、失敗したって多少怒らせてしまったってかまいません。自信を持ってコンサルトしましょう。ここでも追加で尋ねられることがあればカルテなどを確認しながら答えます。

ここで学んでほしいことは、指導医に対するコンサルトは、他診療科へのコンサルトとは違うということです。指導医に対するコンサルトで大切なのは、鑑別疾患に関するキーワードを含め自分が何の疾患を念頭に置いているということが伝わるようにすることです。前項で述べましたが、他診療科へのコンサルトは「適応について」聞くのが主目的でした。

しかし、指導医へのコンサルトは、「自分の考え」を伝えることが大切です。研修が終わり、一人前の医師になったときに上司・同僚に相談するときも同じです。患者さんがどういう容体で、初期診察の所見はどうだったか、検査の結果はどうだったのか、といったことと同じくらい、その結果として「自分がどう考えたか」「どうしたいと思っているのか」「何を聞きたいのか」を明確にして伝えるのです。

最初のうちは、「どうしましょうか?」「どうしたらいいんでしょうか?」って聞いても許されるかもしれません。しかし、聞くだけ、指示待ちでは自分の成長が見込めません。自分で考え、判断するプロセスを経験することが大切であり、それができるようになることが研修の目標の1つです。

POINT

① 指導医へのコンサルトは最初からSBAR!

② 「どうしたらよいですか?」は禁句!

③ 「私はこう考えている」「私はこうしたい」と言えるように!

01-05

看護師などスタッフへの指示・依頼

ここでは病棟回診中に急性腎不全の患者さんに対する指示を看護師さんに伝える例を挙げます。厳密なコンサルトとは異なりますが、スタッフに対しても要点を絞って伝えること、その指示の意図まで伝えるようにしたいものです。

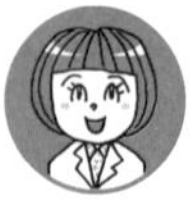
研修医

○○病棟△△号室のSさんの件で指示をお伝えします。

はい、お願いします。

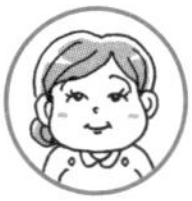
看護師

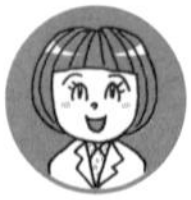
研修医

Sさんは昨夜、急性腎不全で入院しました（S）。

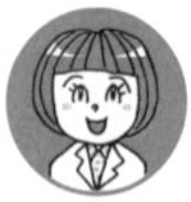
研修医

脱水に対して昨夜から持続点滴を使ってきましたが（B）、本日の血液検査でカリウムの上昇を認めています（A）。

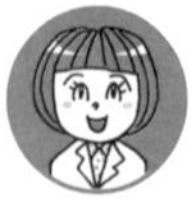
研修医

本日分の点滴をソリタ1号に変更しますのでお願いします（R）。

分かりました。

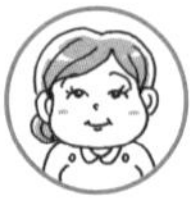
看護師

といった具合です。

アセスメントに関してその病態の詳細まで伝える必要はありませんが、ある程度の情報は共有すべきです。チーム医療の一員として看護師さんたちが患者さんの病態を把握しておくことは重要であり、どうしてその指示をお願いするのかについて知っておくことは少しでもインシデントを避けることにつながるからです。

POINT

① スタッフとの情報共有もチーム医療の一環。

② 依頼・指示の際、患者さんの状態把握につながる情報も伝えよう。

③ 依頼・指示の根拠を伝えることはインシデント回避につながります。

01-06

大公開！
他科コンサルト時の注意点

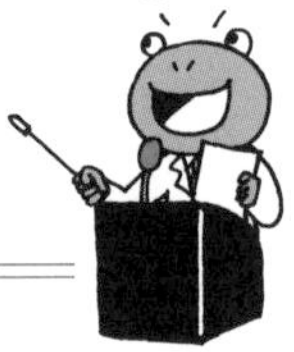

救急外来などで患者さんを診察していると、各科のオンコール医に相談したい場面にしばしば遭遇します。その時に、オンコール医から「この点を聞いておいてほしかった」「この処置をしておいてほしかった」「この所見を確認しておいてほしかった」と言われたことはないでしょうか。

診療を始めて間もない研修医であれば完璧にこなすことは難しいでしょうが、みなさんも診療メンバーの1人です。より早期の診断、治療に結びつくように、また相談を受けたオンコール医が最良のパフォーマンスを発揮できるようにスムーズに橋渡ししたいものですね。

なお、診療には当然しておくべき問診や処置というものもありますが、病院によって実施する／しない、手順が違う、など意見の分かれる行為、言わば「ローカルルール」があります。そうした項目は実施することにも実施しないことにも合理的な理由があります。その病院の診療の決まりに早く慣れるとよいでしょう。臨床医は、ここぞというとき、自分の信念に従って考えを貫くことが求められますが、ある種の「順応性」をもってチームの一員として働くことも大切なことなのです。そのためにも指導医や看護師スタッフなどから、外来・当直・病棟対応で注意すべき点を積極的に聞いて身に付けるようにしましょう。

ここで三豊総合病院の各診療科医師にご協力いただき、その診療科にコンサルトするなら必ず押さえておきたいことから、専門医から「デキるコンサルト」と思われることまでをまとめて一覧にしました。これは当院のケースですが、これらを参考に、皆さんが研修する施設の“お約束”を身に付け、日々の診療に役立ててほしいと思います。

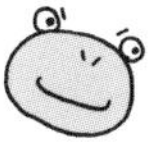

コンサルトの際に気をつけてほしいこと

形成外科

太田茂男
（形成外科主任部長）

❶ 高齢者に対して侵襲的処置を依頼する際には一緒に説明を受ける家族が同伴しているか確認すること

理由 高齢者は説明の理解が困難な場合があるため。

❷ 下腿潰瘍の相談の際にはその病因（血管性、糖尿病性など）の情報も提供してほしい

理由 病因の違いによって治療方針、予後などが異なってくるため。

外科

浅野博昭
（外科部長）

❶ 手術既往のない腸閉塞では大腸癌や鼠径ヘルニア、大腿ヘルニア、閉鎖孔ヘルニアの可能性を念頭において診察し、必要に応じて相談すること

理由 上記、特に大腿ヘルニア、閉鎖孔ヘルニアは注意してCTを確認しないと発見が遅れる。発見が遅れ腸管壊死に至らないように早

期から疑って診察することが必要。

❷ 腹腔内出血の時は外科医が到着するまでに血液型、クロスマッチ、輸血のオーダーなどを済ませすみやかに輸血ができる準備をしておく

理由 出血が多量の場合、初期対応としての細胞外液系点滴のみでは血圧や血液凝固系機能の維持が困難となることがある。必要時にはすみやかに赤血球輸血や新鮮凍結血漿の投与を検討する必要がある。

産婦人科

石原剛
（産婦人科主任部長）

❶ 下腹部痛などで骨盤内炎症性疾患を疑う時には既婚かどうか、またパートナーの有無を確認すること

理由 STD（性行為感染症）を念頭に置くかどうか変わってくるため。

❷ 異所性妊娠を疑う場合、過去の妊娠歴、分娩歴を確認すること

理由 異所性妊娠は反復することがあるため。

耳鼻咽喉科

星川広史
（耳鼻咽喉科／香川大学耳鼻咽喉科教授）

❶ めまいは性状、持続時間、随伴症状（難聴など）の問診を十分行う

理由 めまいは発症時の状況、めまいの性状（頭位変換に伴うなど）、随伴症状（難聴、他の脳神経症状の有無）などの問診が非常に重要で、それのみで疾患をかなり絞り込むことが可能なため。

❷ 咽頭痛患者のコンサルト時に、呼吸苦など上気道の閉塞を疑う症状がないかの確認を忘れない

理由 扁桃周囲炎に伴う喉頭周囲の浮腫、喉頭蓋炎に伴う気道閉塞

など、緊急性の高い疾患の鑑別が重要であり、見える範囲以外の症状がないかを常に意識してほしい。

循環器
内科

谷本匡史
（循環器内科医長）

❶ 12誘導心電図でST変化がなくても、症状から急性心筋梗塞を疑えば循環器内科に早急にコンサルトする

理由　後壁梗塞を含めて12誘導心電図でST変化の乏しい急性心筋梗塞は珍しくない。急性心筋梗塞では来院から90分以内の再灌流療法が推奨されており、採血データまで確認してからコンサルトしていては間に合わないため。

❷ 急性心不全を疑った時にBNP（NT-proBNP）値だけで判断せずにコンサルトする

理由　BNP（NT-proBNP）は心不全のスクリーニング検査として有用ではあるが、確定診断には心エコー図検査が必須である。心エコー図検査に自信がなければ循環器内科にコンサルトする。虚血性心疾患に伴う心不全の場合には早期のPCIが必要となる場合もある。

消化器
内科

安原ひさ恵
（内科医長）

❶ 下血の場合、上部消化管内視鏡検査を行うタイミングを考えるのに、最終飲食時間、NSAIDsや抗血栓薬の服薬の有無、血圧などバイタルサインの状況、貧血の程度を確認しておく

理由　ショック状態であれば、内視鏡検査よりもまずバイタルサインを安定化させる治療が優先される。ショック状態ではない場合でも、貧血や血圧の状態によっては輸血を準備した上で内視鏡検査を行わないと、検査中に急変する可能性がある。

❷ 血便の場合、大腸内視鏡検査を行う必要性を考えるのに、患者のADL、抗血栓薬服薬の有無、血圧などバイタルの状況、貧血の程度を確認する

〔理由〕 寝たきりの患者の血便であれば出血性直腸潰瘍からの出血の可能性が高く緊急内視鏡検査対象となるなど、患者のADLから想起できる疾患がある。バイタルの安定化は下部消化管出血でも必須事項となる。

小児科

佐々木剛
（小児科部長）

❶ けいれん発作の場合、どのような状況で生じたか、持続時間など詳細に聞いておくこと

〔理由〕 てんかんは臨床診断が主であり、発作の状況を知ることは大切だから。

❷ 生後3カ月以内の乳児/新生児の場合、在胎週数、出生体重などを聞いておくこと

〔理由〕 鑑別診断、治療、入院適応に関わるため。

腎臓内科

山成俊夫
（内科医長）

❶ 腎疾患を疑ったら腹部超音波や腹部CTで腎臓、尿路の形態を確認しておいてほしい

〔理由〕 急性腎障害（acute kidney injury：AKI）と慢性腎臓病

（chronic kidney disease：CKD）の鑑別のため、また腎後性腎不全の鑑別を行うため。

❷ 腎障害を疑った時は内服薬を必ず確認しておいてほしい

理由 薬剤性腎障害の可能性を考えるため。NSAIDsの定期内服や、ビタミンD製剤による高カルシウム血症などによる腎障害に気をつける（血中Ca、P測定を忘れない）。

整形外科

清野正普
（整形外科医長）

❶ 外傷患者において、レントゲン撮影は左右両側撮影してほしい（特に未成年）。そして骨折の有無の判断に迷えば、躊躇なくCT撮影を考慮してほしい

理由 成長が完了していない未成年では骨端核が残っており、健側と比べて骨傷を判断することが多い。成人では手術を想定した場合、健側の長さ・太さをインプラントサイズの参考にすることがある。単純X線撮影のみでは判別困難な骨折も多く、CTでようやく判別される骨折もある（場合によりMRIも必要となる）。

❷ 急性腰痛、背部痛では常に腹部大動脈瘤や解離など整形外科疾患以外の緊急疾患を想起して必要に応じてCT等の検査を考慮してほしい

理由 既往歴にある腰椎圧迫骨折や腰部筋筋膜炎の増悪と考え、整形外科疾患のみを念頭に置いていれば、腹部大動脈瘤破裂や解離などの疾患を見逃すことがあるため。

総合内科・感染症

中本健太
（内科）

❶ 感染症治療を検討する場合、既往歴のみならず、最近の感染症の治療歴と抗菌薬の使用歴、過去の培養結果などを確認しておく

理由 耐性菌を考慮する場合や、効かなかった抗菌薬から原因菌を絞り込むことができることがあるため。

❷ 下肢の腫脹、疼痛、発赤を見たら蜂窩織炎を考えるが、発赤の割に激痛を訴える、不良なバイタルサイン、血液検査の高度な炎症反応、進行の早さなどがあれば壊死性筋膜炎を想定して相談してほしい

理由 筋膜の栄養血管が途絶する病態である壊死性筋膜炎は、壊死部への抗菌薬浸透が期待できず早期に外科的デブリードマンを必要とするため。

代謝内科

藤川達也
（内科部長）

❶ 低血糖と診断された場合には原因と今後の見通しが立たなければ帰宅させず、相談すること

理由 インスリンの打ち間違えや食事のタイミングが遅れたなど、明らかな原因が分かっていればその後は患者自身で対処可能のため帰宅は可能。しかし二次性低血糖であれば原疾患の治療が必要だから。また、SU薬などによる低血糖は遷延することもあることから経過観察入院が望ましいため。

❷ 糖尿病加療中の患者が「胃腸炎症状」で受診した場合、検尿や血糖値を測定する。状態によっては血液ガス検査を実施しつつ、代謝内科に相談すること

理由　消化器症状で来院する患者において糖尿病性ケトアシドーシスの可能性を念頭に置く必要があるため。

内分泌内科
安田美帆
（内科／岡山大学大学院医歯薬学総合研究科総合内科学）

❶ 副腎クリーゼを疑った時はコルチゾールとACTHは必ず同時に測定すること。後日結果が判明する場合でも、疑った際は、結果を待たずに早めに専門医へ相談する

理由　検査が出そろわずとも病歴や当日検査で疾患を疑い治療を開始する必要があるため。

❷ 高カルシウム血症クリーゼを疑った時、血清カルシウム値とリンの値を同時に測定し、意識障害・腎不全・悪性腫瘍の有無や薬歴（活性型ビタミンD製剤や利尿薬など）を確認する

理由　リン低下の有無と病歴・使用薬剤などからPTH作用の過剰か、ビタミンD作用の過剰かの鑑別に有用だから。クリーゼの治療と並行して原疾患の鑑別を行うことで病態にあわせたより適切な治療を選択することが可能となる。

脳外科
斉藤信幸
（脳神経外科部長）

❶ 発症時刻や発症日が明確な頭痛・頚部痛や麻痺などの神経症状、あるいは急に元気がなくなったなど漠然とした症状でも発症日時が明確な場合、頭部CT、MRI、MRAなどで積極的に精査をしつつ相談すること

理由　脳血管障害，特にクモ膜下出血や椎骨脳底動脈解離を念頭に

置く必要があるため。

❷ 脳血管疾患で入院となる場合でも胸腹部画像検査（CTなど）を含めた全身精査をしっかり実施し併存症の確認をしておいてほしい

理由　脳血管疾患のみならず他の臓器にも併存症があることも多いため事前に把握しておく必要がある（同時に血管走行も推測できる）。

脳神経内科

鎌田正紀

（脳神経内科／香川大学医学部附属病院客員准教授［神経難病講座］）

❶ けいれん：発症様式と持続時間および回復過程を確認する

理由　てんかん発作と失神（けいれん性失神）を鑑別するため。てんかん発作は体位と関係なく起こり、持続時間は数十秒以上、徐々に回復。失神を伴うけいれんは立位で起こることが多く、持続時間は数秒、急速に回復。

❷ 髄膜炎：頭痛、発熱が何日続いているか確認する

理由　髄膜刺激徴候が明らかでなくても、頭痛、発熱が数日間、改善傾向なく持続する場合、髄液検査を行うと異常を認めることが多いため。

泌尿器科

上松克利

（泌尿器科部長）

❶ 結石性腎盂腎炎を疑った時にはバイタルサインの確認を忘れずに。迷ったら早めに相談すること

理由　保存的加療では重症化するケースもあるため。

❷ 尿路感染症を疑った時は尿培養を必ず提出すること

理由　治療前に培養を採取しておかなければ起炎菌がわからなくな

るため。

皮膚科

斉藤まり
（皮膚科部長）

❶ **皮疹は発症時期、分布（どこからはじまったか）、職業歴を聴取しておく**

理由　皮膚疾患は皮疹の分布や経過から診断を類推できる。また職業歴は接触皮膚炎・アトピー性皮膚炎の悪化因子として関連することが多く重要事項である。

❷ **薬疹を疑う場合は発症時期、発熱・粘膜疹（結膜・口腔・陰部の発疹）の有無とあわせてサプリメント・漢方薬・造影剤を含め薬剤の摂取歴を記載する**

理由　薬疹を疑う場合は皮疹の経過と投薬内容を把握することが重要であり不十分な問診は被疑薬の見落としにつながる。発熱・粘膜疹は重症薬疹のサインである。

第2章

症例プレゼンって どうすればいいの？

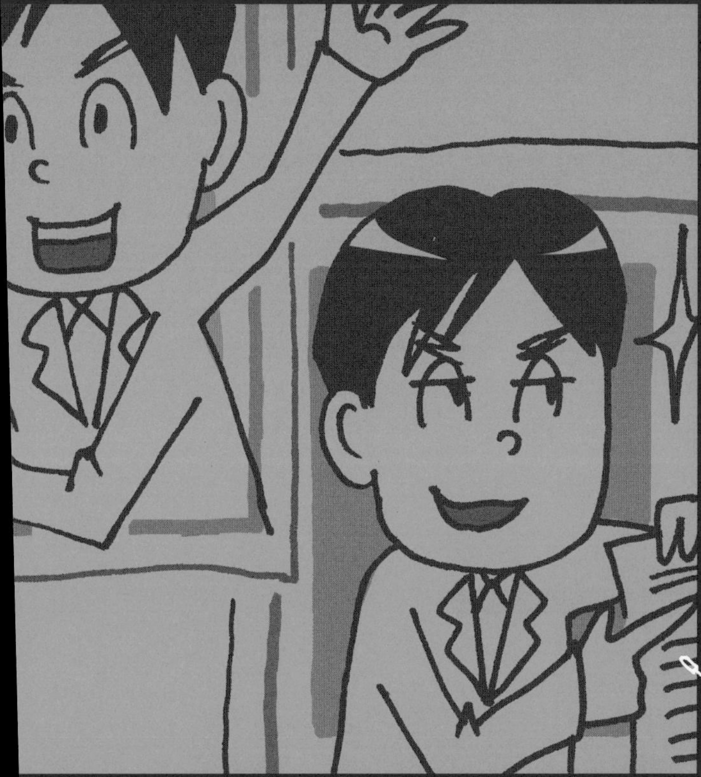

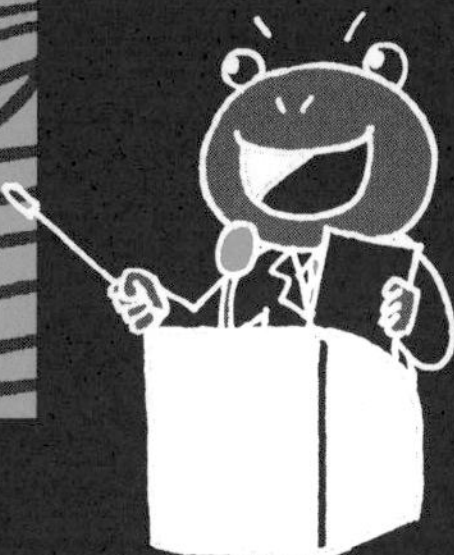

02-01

症例プレゼンって何？

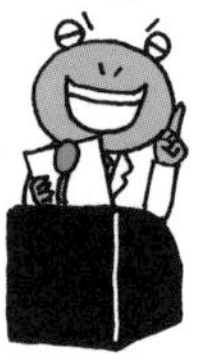

皆さんは“プレゼンテーション”をしたことはありますか？

病院実習で受け持った症例について発表する、あるいは臨床現場での指導医や他科の専門医への相談（コンサルト）など、様々な場面で必要となるのがプレゼンテーションです。この章では、病院内での症例プレゼンテーションについて、基本から応用まで紹介します。

症例プレゼンテーション（以下プレゼン）とは、臨床症例提示のことです。本項では口頭での症例提示を指します。患者情報の共有を行い、診断・治療についてアセスメントし、プランを立てていくために必要です。医師間だけではなく、医師と看護師、薬剤師、栄養士など種々の職種と連携をするためにも重要です。

初期研修における到達目標

初期研修における到達目標の中に「チーム医療の実践と自己の臨床能力向上に不可欠な、症例呈示と意見交換を行うために、(1) 症例呈示と討論ができる、(2) 臨床症例に関するカンファレンスや学術集会に参加する」という項目があります。症例プレゼンテーションは、将来どの診療科へ行っても必ず必要になるスキルです。

デキる研修医はプレゼンが上手。それほどプレゼンはその医師の力量が赤裸々になる部分です。

はじめはうまくできなくて当然です。プレゼンがうまくいかず上級医から突っ込まれた経験は誰しもあるはずです。ポイントを押さえ、失敗を繰り返しながら場数を踏むことで必ずあなたのプレゼン力は上がります。

無駄がなく、スマートで、聞き手を引き込むプレゼンの達人目指して頑張りましょう!

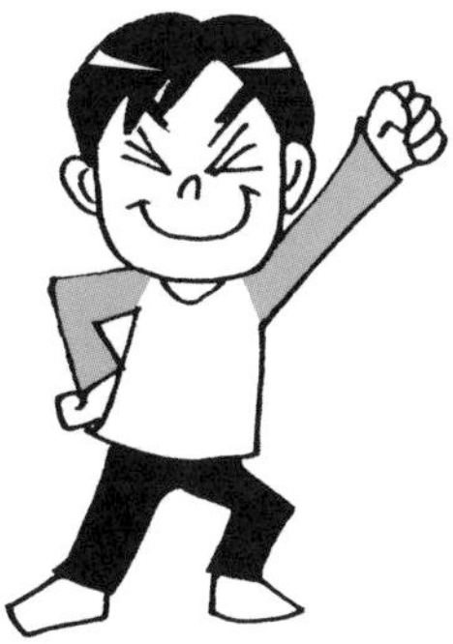

02-02

ある研修医のダメダメプレゼン

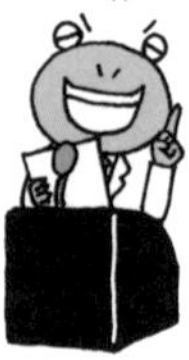

皆さんはプレゼンに対してどんな印象を持っていますか?

難しい? 簡単? 患者さんの情報をただ全部伝えればいい?

大事なことは、「プレゼンを聞く側は患者さんのことを知らない」ということです。プレゼンする側は患者さんを診て、知っています。しかし、聞く側は当然ながら患者さんを診ていません。何も知らない相手に患者さんの状況を説明し、理解してもらい、時には判断してもらわなければいけません。そのためには聞く側の頭の中に患者さんが思い浮かぶようなプレゼンをする必要があります。

では、あなたが知っている情報を全て伝えれば、聞く側は患者さんを正確にイメージできるでしょうか。ここでは救急外来で吐血した患者の緊急内視鏡を消化器内科医に依頼するシチュエーションを例に見てみましょう。

研修医が収集した情報は次の通りです。この情報をもとに実際のやりとりを見てみます。

症例：72歳男性

主訴：吐血

現病歴：12時にラーメン、18時にカツ丼を摂取。20時ごろから嘔気あり、両手いっぱいの鮮血を嘔吐し救急要請。病院到着後も1回鮮血の吐血あり。

生活歴：一人暮らし、ADL自立、介護保険なし、無職、県外に妹がいるが疎遠である

既往歴：糖尿病、高血圧、肝硬変、脳梗塞、虫垂炎の手術歴

常用薬：抗血小板薬、インスリン、降圧剤、胃薬

アレルギー歴：花粉症、鯖

生活歴：喫煙20本/日、20歳～現在。飲酒 日本酒3合/日

家族歴：父 胃癌、母 脳梗塞

現症：

意識清明、体温 36.5度、血圧70/40 mmHg、脈拍数110/min 整、呼吸数 18回/min、SpO_2 98%（室内気）
頭頸部：眼瞼結膜貧血あり、眼球結膜黄染あり
皮膚：腹部にくも状血管腫あり、皮膚黄染あり
胸部：肺音 清、心音 収縮期雑音あり
腹部：膨満、軟、腸雑音低下あり、圧痛なし
四肢：上肢 羽ばたき振戦あり、下肢 両下腿浮腫あり

検査結果：

採 血：Hb 6.5g/dL、Alb 3.6g/dL、T-Bil 4mg/dL、PT 50%、HbA1c 8.5%、随時血糖231mg/dL
CT：胃内高吸収あり、肝臓は萎縮、食道と胃周囲に側副血行路あり、腹水あり

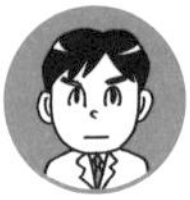

研修医

お忙しいところすみません。患者さんのご相談をよろしいでしょうか。

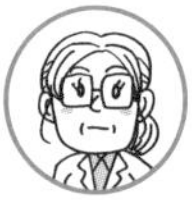

消化器内科医

はい

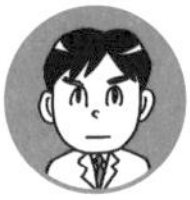

研修医

72歳の男性で主訴は吐血です。今日12時に昼食、18時に夕食を食べ、20時に嘔気を認め、両手いっぱいの吐血があり救急搬送されました。来院されてからも1回鮮血の吐血がありました。既往に糖尿病、高血圧症、肝硬変、脳梗塞があり、虫垂炎の手術歴があります。常用薬は抗血小板薬、インスリン、降圧剤があります。アレルギーは花粉症と鯖で、タバコは20歳から現在まで1日20本、飲酒は日本酒を毎日3合飲むとのことです。独居でADLは自立しています。

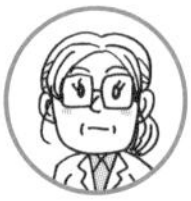

消化器内科医

（長いなあ……）

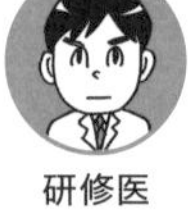

研修医

レベルはクリアで体温36.5度、血圧70/40mmHg、脈拍数110、SpO_2 98%で、身体所見では皮膚にくも状血管腫と黄疸、眼瞼結膜の貧血と羽ばたき振戦があり……

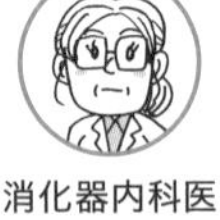

消化器内科医

それ、ショックバイタルです！

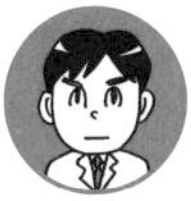
研修医

あ、はい、そ、それで、Hbは6.5と低下しており、HbA1c 8.5%、血糖200台の高血糖で、Child Pugh Bの肝硬変で……。CTでは肝萎縮と腹水と食道周囲に側副血行路があり、吐血なので緊急内視鏡の必要性についてご相談をと思いまして……

消化器内科医

（……なに悠長なこと言ってんだ）食道静脈瘤の破裂などが疑われます。すぐに緊急内視鏡の準備をします。輸血の準備と補液をしておいてください！

＊　＊　＊　＊　＊

さて、いかがでしょうか。

詳細な情報を得てしっかり準備をしていますが、結論に至るまでに無駄な情報が多く、緊急性のある状況にもかかわらず、症例のポイントと伝えたい内容が分かりにくいですね。

今回のプレゼンの目的は緊急内視鏡の依頼であり、ショックバイタルであることから素早い対応が必要な状況です。救急外来において与えられる時間は2分ほど。その中でなぜ緊急内視鏡が必要と考え相談したのか、ポイントとなる情報を取捨選択し、順序よく伝える必要があります。

プレゼン作成において重要なことは、プレゼンの目的を明確にした上で、いかに言葉だけで患者さんの状態を的確に表現できるか、と言っても過言ではありません。

02-03

まずは患者さんの情報収集！

～結局、上級医や教授はどんな情報を求めているの？～

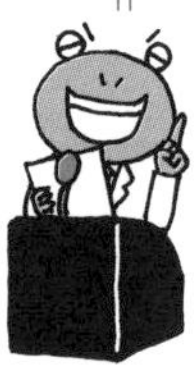

プレゼンを作るには、兎にも角にも患者情報が必要です。その上でプレゼンの肝となるプロブレムリスト、アセスメント、プランを作成します。

上級医や教授はあなたのプレゼンを聞きながらアセスメントしています。そのため、適切な情報を分かりやすい順で提示する必要があります。

上級医や教授に求められる必要な情報と情報収集時のポイントを次に示します。項目が多く、気が遠くなるかもしれませんが、まずは十分な情報を集め、その中から必要な部分を取捨選択していくという手順を踏むのが、プレゼンの達人になる近道です。

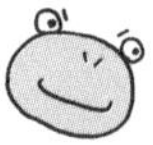

プレゼンを作る上で必要な11の情報とTips

① 氏名・年齢・性別

鑑別を絞る意味でも年齢・性別は必須なので、必ず一番に提示します。氏名はショートプレゼンでは省くこともあります。

② 主訴

主訴は一般的には患者本人の言葉を反映しますが、無症状で偶発的に見つかった異常所見を精査する場合や、主訴が複数ある場合、患者さん本人が症状を訴えられない場合などは、主訴を“○○腫瘤精査目的”と受診の目的に置き換えたり、むかむかするという表現を“嘔気”などの医学用語に置き換えたりすることも可能です。

③ 受診経路

受診経路から、患者さんの重症度や緊急度のイメージがつきやすくなります。

・定期受診 or 予約外受診?
・救急車 or walk in?
・夜間の救急外来 or 時間内の一般外来?
・家庭から or 施設や病院から?

こうした受診経路はしっかり把握しておきましょう。

④ 現病歴

患者の状態を把握する上で最も重要といえる部分です。

時間軸はプレゼンする時点を0として、発症が何時間前、何日前、と表現することで、急性か慢性かなど、経過が分かりやすくなります。経過の説明が行ったり来たりしないように過去から現在にかけての時間軸を同じにすることが望ましいでしょう。

現病歴の決まりとして、今回の病態を発症する前の状態を確認しておくと、治療のゴールや鑑別疾患の参考になります。例えば同じ75歳女性の症例でも、特に既往歴のないADLの自立した症例と、糖尿病治療中、リウマチでステロイド内服中、脳梗塞の既往がある寝たきりの要介護4の症例とでは、同じ発熱でも想起する疾患や、治療のゴールも異なります。

⑤ 既往歴

幼少期のものも含めていつ、どこで診断され、どのような治療がされたかを確認します。例えば糖尿病であれば、罹患歴が合併症発症との関連において重要になります。

女性の場合は妊娠・出産歴も確認することが大切です。

⑥ 薬歴

特にステロイドなどの免疫抑制剤、化学療法薬、抗血小板薬、抗凝固薬などが重要となる場合が多いです。ステロイドの場合はどれくらいの量をどの程度の期間使用しているか、過去の使用も含めて確認しましょう。

またサプリメントでの肝障害や漢方薬に含まれる甘草での偽性アルドステロン症はしばしば遭遇します。サプリメントや漢方薬の使用の有無はこちらから積極的に問診をしないと自発的に答えてもらえない（患者さんが薬と思っていない）場合が多く、薬局で自己購入しているものなども含めて確認しましょう。

⑦ 生活歴

生活歴に含まれるものは多種多様で、日常生活動作（ADL）、喫煙歴、飲酒歴、職業歴、家族歴、家庭環境、動物飼育歴などがあります。

特に高齢者においては、周りのサポートがあるのか、どのように生活しているのか（独居なのか介護者がいるのか）、といった点も重要です。医療費は想像以上に高額になる場合も多く、金銭面の状況も治療選択や福祉利用を行うかどうかなどの選択に重要となります。

⑧ アレルギー歴

アレルギーの原因となるものと、それによりどのような症状が出た経験があるかを確認します。

⑨ 身体所見

意識レベル、体温、血圧、脈拍数、SpO_2を基本事項とします。頭頸部、胸部、腹部、四肢と上から下に包括的に診察所見を取ります。

体重変化、やせ・肥満が病態と関連している場合もあるので、身長・体重・BMIも確認しましょう。

⑩ システム・レビュー

Review of system、ROSと略されます。患者さんが症状として訴えない部分でも重要な情報が隠れている場合があります。情報の取りこぼしがないよう現病歴や既往歴などの聴取で挙がらなかった症状を発見するために、頭の先から足の先まで全身の臓器に関して系統的に症状を問診する手法です。

各項目の詳細は以下の通りです。項目は山のようにありますが、慣れてくると2〜3分で聴取可能になります。

1. 一般全身状態
(ア) 最近の体重変化　(イ) 発熱、悪寒、寝汗　(ウ) 食欲不振
(エ) 倦怠感、疲労感

2. 皮膚
(ア) 発疹　(イ) 黒子の変化　(ウ) 掻痒感　(エ) 乾燥
(オ) 潰瘍性病変　(カ) 頭髪の変化　(キ) 爪の変化

3. 骨格筋
(ア) 関節痛　(イ) 関節腫脹　(ウ) 朝のこわばり

4. 頭
(ア) 頭痛　(イ) めまい　(ウ) 立ちくらみ

5. 眼
(ア) 視力の変化、眼鏡やコンタクトレンズ　(イ) 照明の周りのハレーション
(ウ) 充血、痛み　(エ) かすみ目　(オ) 緑内障や白内障の既往

6. 耳鼻咽喉
(ア) 難聴　(イ) 耳鳴　(ウ) 耳痛　(エ) 耳漏　(オ) 鼻出血
(カ) 鼻閉、鼻水、花粉症　(キ) 歯や歯肉の状態　(ク) 舌痛
(ケ) 嗄声や声質の変化　(コ) 咽頭痛

7. 頸部
(ア) リンパ節腫脹　(イ) 甲状腺腫大　(ウ) 疼痛

8. 呼吸器
(ア) 喘鳴、喘息　(イ) 呼吸困難　(ウ) 咳　(エ) 喀痰
(オ) 結核への曝露歴、肺炎・気管支炎の既往　(カ) ツベルクリン反応の結果
(キ) 血痰、喀血　(ク) 胸部単純レントゲン写真の異常の指摘

9. 心血管系
(ア) 労作時・安静時の呼吸苦　(イ) 発作性夜間呼吸困難、起坐呼吸
(ウ) 動悸　(エ) 失神　(オ) リウマチ熱の既往
(カ) 心雑音の指摘、心電図異常の指摘　(キ) 心疾患の既往歴
(ク) 高血圧

10. 末梢血管系
(ア) 間欠性跛行　(イ) 下肢静脈瘤　(ウ) 深部血栓症の既往　(エ) 足背浮腫

11. 消化器
(ア) 悪心・嘔吐　(イ) 血性嘔吐　(ウ) 消化性潰瘍の既往　(エ) 胸焼け感
(オ) 嚥下困難　(カ) 腹痛　(キ) 腹部膨隆　(ク) 黄疸、褐色尿
(ケ) 便通の変化　(コ) 便秘　(サ) 下痢　(シ) 血便　(ス) 胆嚢疾患の既往
(セ) 膵疾患の既往　(ソ) 肝疾患の既往

12. 泌尿生殖器

（ア）頻尿、多尿、尿意切迫、夜間尿　（イ）排尿困難、排尿時痛
（ウ）尿失禁　（エ）血尿　（オ）尿路感染症の既往　（カ）尿路結石の既往
（キ）性感染症の既往　（ク）腎疾患の家族歴
（ケ）男性：尿勢の低下、精巣の異常、性交困難、ペニスからの分泌物
（コ）女性：膣分泌物、膣過敏状態、月経異常、閉経、閉経後の性器出血、乳房の腫瘤、乳頭分泌物、性交時疼痛、避妊方法、妊娠中絶の既往、自然・人工流産の既往、妊娠合併症の既往、最終月経、妊娠回数、出産回数、死産の回数、帝王切開の既往

13. 内分泌・代謝系

（ア）耐暑性や耐冷性の低下　（イ）甲状腺疾患の指摘　（ウ）頸部への放散痛
（エ）糖尿病の指摘、糖尿病の家族歴

14. 造血系

（ア）頸部・腋窩・鼠径部のリンパ節腫大　（イ）貧血の既往　（ウ）出血傾向

15. 神経

（ア）頭痛　（イ）複視　（ウ）痙攣　（エ）しびれ、感覚の変化
（オ）筋力低下、脱力、麻痺　（カ）手先の不器用さ　（キ）性格変化
（ク）体の不安定さ

16. 精神

（ア）神経質　（イ）不安感　（ウ）うつ傾向　（エ）早朝覚醒
（オ）快感の喪失　（カ）自殺の考え

（出典：日本プライマリ・ケア連合学会誌 33(2), 153-154, 2010）

⑪ 検査所見

血液検査、尿検査、X線検査、MRI検査、心電図など症状発症前から現在に至るまで行われた検査の時系列の変化を確認し、最新の結果を把握しておきましょう。

具体的な数値や所見を全て暗記する必要はありませんが、例えば貧血症例であればHbの変化、電解質異常や高血糖が主訴であれば具体的な電解質、血糖値は覚えておくようにしましょう。

データの一覧をプレゼン時に持っておいて、聞かれたらすぐに確認して答えられるようにしておくのもテクニックの一つです。このとき個人情報の取り扱いには十分注意しましょう。

＊　＊　＊　＊　＊

以上で情報収集が終わりました。次に、収集した情報をもとにプロブレムリスト、アセスメント、プランを作成します。

● プロブレムリスト

プロブレムリストには診断や治療のためにアセスメントが必要なものから、社会的・患者の心理的問題まで全て挙げます。

そしてプレゼンの目的に応じて重要とされる順に#（ナンバー）にてナンバリングを行います。プロブレムは症状や検査所見でもよいですし、診断名でもよいです。どんなささいなものでもまずはプロブレムリストとして挙げてみましょう。

● アセスメント

アセスメントは直訳すると“考察”ですが、「物事を明らかにするためによく調べて考えること」という意味があります。

プロブレムに対して考えられる鑑別疾患とその理由を陰性所見・陽性所見を用いて述べます。治療中のもの（プロブレムが診断名である場合）であれば、その疾患の治療が現在どのような状態であるかを述べることもアセスメントに含まれます。

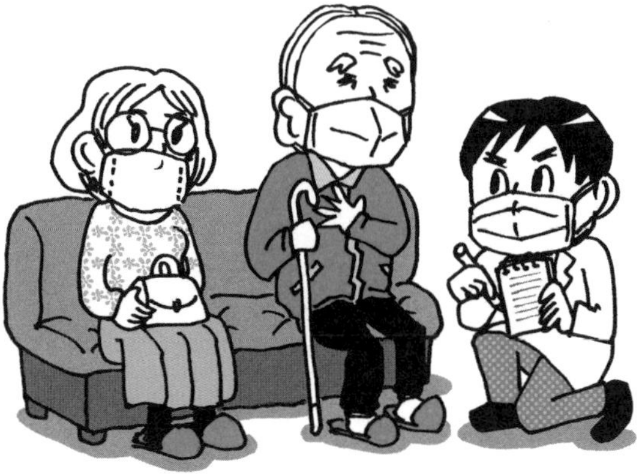

● **プラン**

最後にプランですが、アセスメントをもとに必要と考えられる検査計画や治療計画を挙げます。

ローテートを始めたばかりの研修医にはかなり難易度が高い部分ですが、プレゼンを作る上でも診療をする上でも必須の部分なので、何か一つでも自分なりに必要な検査などを挙げられるように練習してみましょう。

以上がプレゼンを作るにあたって必要な情報収集と、それに基づいたプロブレムリスト、アセスメント、プランの考え方です。

これらをベースとして次項ではTPOに合わせたプレゼンについて解説していきます。

02-04

TPOに合わせたプレゼンを作る

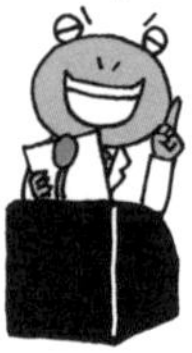

さあ、情報を集めてプロブレムリスト、アセスメント、プランまでできたら、実際にプレゼンを作成していきます。

さて、あなたが今から行うプレゼンは、“どこで、誰に、何分で、何の目的で”行うものでしょうか。TPOに応じてそこで求められるプレゼンを作成する必要があります。

● **いろいろなTPO**

どこで？	病棟　カンファレンス室　救急外来
誰に？	主治医　上級医　教授　他科専門医　コメディカル
何分で？	2分前後　5〜10分
何の目的で？	申し送り　報告　相談　コンサルテーション　指示

様々な角度からプレゼンは分類できますが、目的と自分に与えられた時間で分類すると分かりやすくなります。

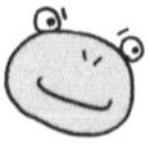

目的別分類

主治医（上級医）へのプレゼンの目的は大きく2つ。報告と相談です。

主治医は患者さんの経過や基本的な既往などを既に知っているので、こまかい経過を繰り返し伝える必要はありません。前日からの変化や判明した検査結果など要点を絞ったプレゼンをしましょう。

他科専門医へのプレゼンは主にコンサルテーションとなるため、詳細は第1章を参照してください。他科専門医が必要とする情報を取捨選択し、コンサルテーションした理由と依頼内容を明確にしましょう。この時、自分の科で使用する特有の略語などは使用しないように気を付ける必要があります。

救急外来でのプレゼンは、主に当日受診した症例について上級医への相談と、勤務交代時の申し送りが目的となります。患者さんが多い場合はトリアージを行いながら優先順位を付けた素早い対応が必要です。だらだらと長いプレゼンではなく、要点を絞り、重要な所見を逃さず伝えることが重要です。この時、検査結果が出ていない部分や、特に注意して見てもらいたいことなどを申し送るのを忘れずに。

カンファレンスや教授回診では経過や今後の方針についての報告と相談が主な目的となります。回診の前に全症例のプレゼンを全スタッフとともに行う場合もあります。ここでのプレゼンは、救急外来などで行われるプレゼンと比較して持ち時間が長いため、得た情報をそれほど取捨選択せずプレゼンできる場合が多いのが特徴です。

以上より、プレゼンの目的は報告と相談が主となることが分かります。プレゼンはクイズではないので、情報の出し惜しみをする必要はありません。起承転結ではなく、“結”・起承転結の方式で結論を先に述べると、プレゼンの目的をより明確にすることができます。

報告をする理由や相談する相手に求める対応などを明らかにし、聞き手がスムーズにアセスメントできるようにプレゼンをしましょう。

与えられた時間別分類

病棟・救急外来・他科コンサルトなどで行われるショートプレゼンと、教授回診・新入院カンファレンスなどで行われる標準プレゼンの2つに分けることができます。

ショートプレゼンは概ね2分前後、**標準プレゼン**は5～10分を目安とします。

プレゼンに慣れるまでは、まずはしっかりとした時間を使える標準プレゼンで発表する準備を作り、それをさらに取捨選択してショートプレゼンにしていくのがおすすめです。

標準プレゼンでの時間配分の目安としては、2～3分で主訴から検査所見までを述べ、残りの3～4分でプロブレムリスト、アセスメント、プランを述べます。

ショートプレゼンではプロブレムリスト、アセスメント、プランを中心に述べ、その他の項目は質問されたときに答えられるようにしておきます。

このように、時間別・目的別にプレゼンを分類して把握することで、TPOに合わせたプレゼンを行うことができます。はじめて参加する回診やカンファレンスでは先輩にどんな準備が必要かを確認しておくのもお忘れなく。

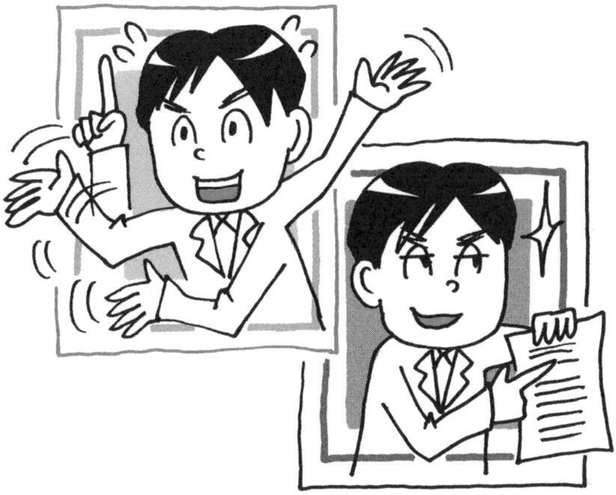

02-05

プレゼンで「デキる医師」を演出する3つのポイント

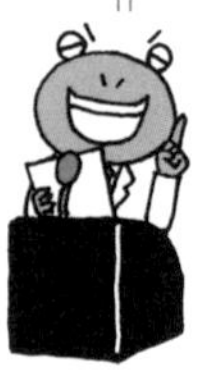

ここまでは“伝える内容”をメインに解説してきましたが、デキる医師を演出するには内容だけでなく、“伝え方”も重要になります。

自信なさげにぼそぼそ俯いて話しているのと、背筋を伸ばしてはっきりと話しているのでは同じ内容でも、なんとなく説得力が違うように感じませんか。伝え方には声・言葉・見た目の3つが大きく影響します。ここではそれぞれのポイントを習得しましょう。

① 声

音量と発音：聞き手に確実に聞こえる大きな声で話しましょう。マスク越しだと、聞き取りにくくなることが多々ありますので発音、特に母音を意識した発声が重要です。

速度：ショートプレゼンで時間がないからといって早口になってしまっては重要なポイントが聞き逃される可能性があります。内容がしっかりしていれば、速度が多少ゆっくりでもイライラされることはありません。緊張すると人は早口になりやすいので、少しゆっくりした速度で話すくらいの心持ちで臨んでみてください。

間合い：思いがけない質問をされたときやプレゼン内容を忘れてしまったときなど、ついつい焦って不必要な言葉を発していないでしょうか。プレゼンでの間合いは沈黙が正解です。えーっと、と言いたい気持ちをぐっと抑えましょう。

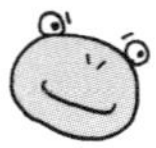

② 言葉

口癖：「……を認め、……を認め、」「……にて、……にて」「基本的に……、基本的に……」など、同じ言葉を繰り返すことで、伝えたいことのポイントがぼやけてしまいます。口癖は自分では気が付かないので、周りの人に聞いてもらってでも自覚しておいたほうがよい項目です。

抽象的な形容詞：「とても」「すごく」「結構」などの抽象的な修飾語は、とらえる人によってその程度に差が出てしまうものです。例えば「Hb 5g/dLの貧血が“とても”良くなった」と言われて、Hbがどれくらい改善したと思いましたか？ 抽象的な言葉の使用はなるべく避け、具体的に客観的な数値で示すようにしましょう。

略語：“DM”と聞いて皆さんは何を思い浮かべますか？ 糖尿病を思い浮かべる医師が多いでしょう。しかしリウマチ科だと皮膚筋炎のことを指します。そして医療関係者でなければ大部分の人がダイレクトメールだと思うでしょう。略語は専門の科によってそれぞれ全く違う受け取り方をする可能性があります。略語の頻用は避けた方がよいです。また、略語は少し手を抜いている印象になりかねません。“MI”や“PCI”など医師の間で日常的に使用されている略語であっても、他科コンサルトの際には、“心筋梗塞”“経皮的インターベンション”など、略さず伝えるのがよいでしょう。

③ 見た目

アイコンタクト： ついつい原稿やパソコン画面ばかり見ていませんか？ 聞き手は原稿でもパソコン画面でもありません。聞き手の目を見て話しましょう。

表情：表情を作り込む必要はありませんが、自信のなさなどは表情に出やすく、プレゼンの説得力が下がってしまいます。なるべくポーカーフェイスで一定の表情を保つのがよいでしょう。

動き：貧乏ゆすりや手悪さをせず、体の動きは止めて、落ち着いた雰囲気を醸し出しましょう。身ぶり手ぶりは不要です。

服装：白衣やスクラブのボタンは留まっていますか？ 白衣の襟は汚れていませんか？ 身だしなみも聞き手の印象を左右する重要な要素です。清潔感のある身だしなみを心がけましょう。

体勢：椅子の背や壁にもたれかかっていませんか？ 足組みは失礼な印象を、腕組みはやや威圧的な印象を与える可能性があります。なるべく手も足も組まず、立位であれば背筋を伸ばしてまっすぐ、座位であればあまり深く腰掛けず背もたれを使わず座ります。

声・言葉・見た目で伝え方を工夫して、落ち着いた雰囲気で説得力のあるデキる医師を演出しましょう。

02-06

成長した研修医の イケてるプレゼン

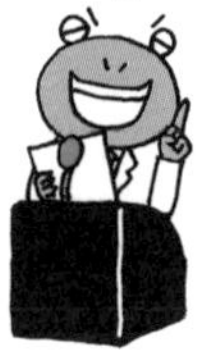

では最後に、先ほどの吐血の症例をこれまでに挙げたポイントをもとにプレゼンしてみましょう。

今回は救急外来でのコンサルトなので、ショートプレゼンになります。

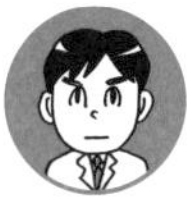

研修医

お忙しいところ失礼いたします。吐血の方の緊急内視鏡の適応についてのご相談で連絡しました。70代の男性でChild-Pugh Bの肝硬変がある方が、吐血で受診されました。レベルはクリアですが血圧70台、脈拍110台のショックバイタルでHb 6.5g/dLと低下しており、CTで側副血行路を認めることから、食道静脈瘤の破裂を疑っております。現在、輸液負荷と輸血準備をしています。緊急内視鏡につきましてご高診いただけますでしょうか。

まず目的

今回のエピソードで一番重要となる既往

緊急を要する状態であることを伝える

アセスメントを伝える

現在行っている対応/プランを伝える

そりゃ大変だ。すぐに向かいます。

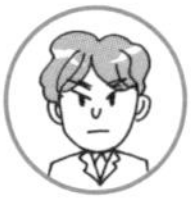

消化器内科
当番医

いかがでしょうか。

どこで、誰に、何の目的で行うかを意識してプレゼンを行うことで、最短で患者さんに適切な対応を行うことが可能となりました。

プレゼンの正解は1つではありませんが、情報収集、プロブレムリスト、アセスメント、プランの作成を行い、TPOに合わせてそれらを取捨選択し、プレゼンの達人になりましょう！

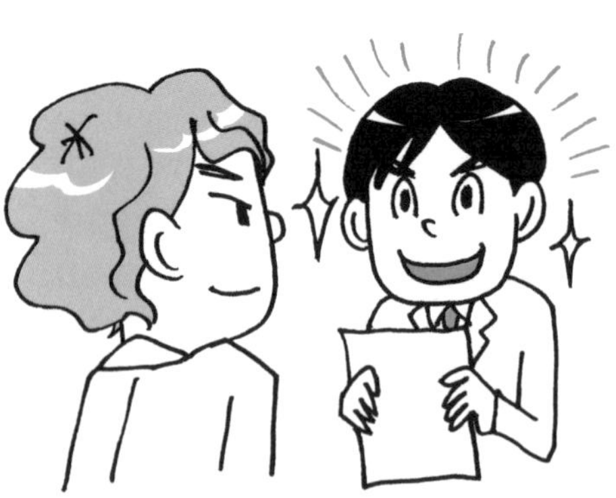

第3章

学会発表準備のイロハ

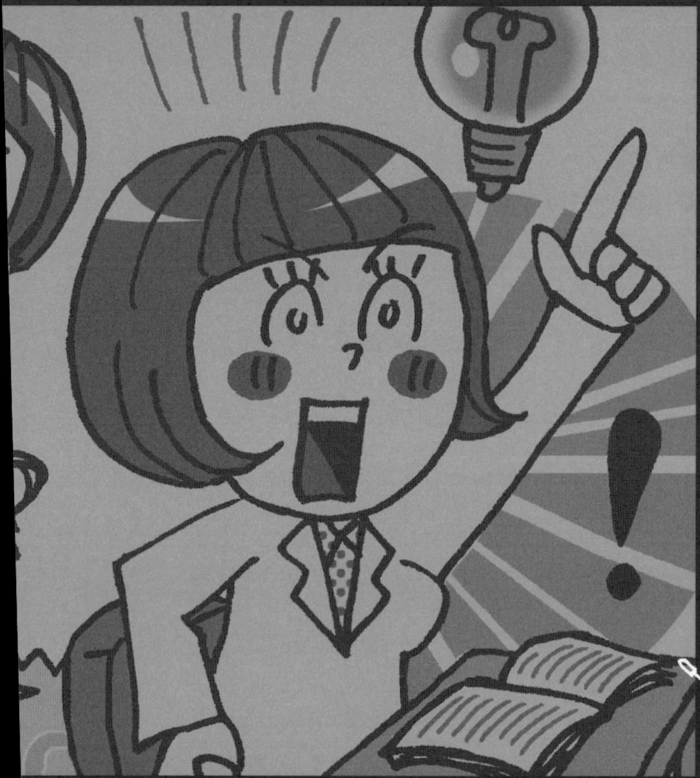

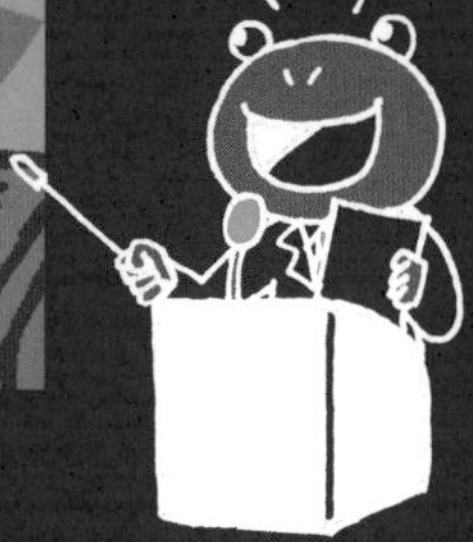

03-01

何のために学会発表するの？

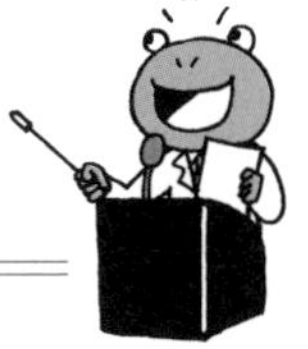

みなさんが医療の学会で発表する目的は何でしょうか。

- **自分自身の知識を深めるため**
- **専門医、指導医の申請、更新に必要**
- **論文化のために学会発表で広く意見を集う**
- **学会参加者と知識、経験を共有する**

難しい症例を経験した場合、ただ治療しただけで終わるべきではありません。学会の場で発表することは、地域全体の医療レベル向上のための義務でもあります。

学会では今後論文化されるであろう最新の医学知識を見聞きすることができ、各病院の研修医が発表の出来を競い合う研修医セッションがあり、共催企業の最新医療機器ブースがあり、私にとって学会とはお祭りのようなものです。

また全国学会では、学会開催に合わせて全国の医師が集まる自主的な懇談会が数多く行われています。いわゆる飲み会ですが、医師の社交の場であり、教科書やガイドラインで名前を見るような有名な医師と直接話ができる機会です。また、新しい臨床研究のアイディアが出てきたり、共同研究の話が進む場でもあります。学会は全国の医師とコネクションを作るチャンスでもあるのです。

「そんな飲み会なんかで共同研究の話なんて生まれるの?」　いえいえ、実際、こうした飲み会での会話をきっかけとして臨床研究が立ち上がってるんです。30施設から患者を登録する多施設共同ランダム化比較試験で、その結果はなんと米国内科学会誌（Annals of Internal Medicine）に掲載されました。興味のある方は、ぜひ論文をご覧になってください。Annals of Internal Medicine, 16 Jul 2019, 171(4):229-237 です。論文執筆者名の最後にこのスタディグループ（この臨床試験に参加した医師たちのグループ）の名前が書いてありますよ。

さて、話を戻しまして、学会発表について指導医や上級医が手取り足取り教えてくれるのは研修医の間だけです。発表のチャンスがあるならば、できるだけ早いうちに経験しておくのがよいでしょう。「学会で発表してみたら?」と指導医に言われたときがチャンスです。「はい、頑張ります」ってぜひ手を挙げてみてください。もちろん、自分から「学会で発表してみたいです」と手を挙げるのもいいでしょう。指導医も喜んでサポートしてくれると思います。ある先輩は、「年を重ねてから初めて学会で発表するのは本当に大変だった」と言っています。学会発表は何回か経験すると慣れてきます。初めての発表は準備にとても時間がかかるでしょうが、それも経験です。

この章では、学会発表の決心がついたあなたに、準備のイロハを伝授します。

03-02

まず何から始めるの？
発表演題テーマの選び方

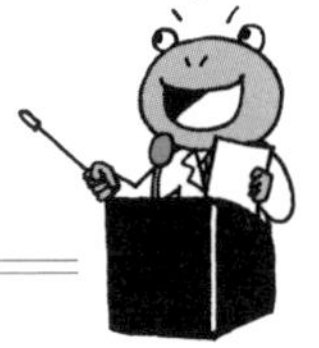

多くの医師にとって最初の学会発表といえば、指導医から突然「この症例、今度の〇〇学会地方会で発表してみたら？」と言われることがきっかけです。

そうなんです。初期研修医にとって、初めての学会発表のテーマとして向いているのは症例報告です。そして多くの人のきっかけが、指導医から「この症例、興味深いから発表してみたら？」という声かけなんです。

発表の誘いを受けたとき、不安になったり、めんどくさいなって感じたりするかもしれません。しかし、いつまでたっても発表に適した症例を指導医から割り当ててもらえる（あるいは提案してもらえる）なんてことはありません。いつかは自分自身で学会発表の題材を見つけるようにならなければいけません。後期研修を始める頃には自分で学会発表にふさわしい症例を見つけられるようになっておきたいものです。でも誰だって「初めて」はあります。指導医に「どう？」と言われたら勢いよく手を挙げましょう。

では、どのような症例が学会で症例報告として発表可能でしょうか。最も大切なことは、発表者であるあなたが、聴衆である学会参加者と共有したい（ひいては医学界に示したい）メッセージがある症例を選ぶということです。それこそが発表演題になり得る症例です。

では、具体的にはどんなものでしょうか。いくつか例を挙げてみます。

教科書に載っていないような珍しい症例

普段、皆さんが診る機会が多いのは教科書に載っているような典型的な症例かもしれません。しかし、時に非常に珍しい症例を経験することでしょう。こうした教科書にも載っていないようなケースは、多くの先生と共有し、明日の医療に役立てることが大切です。

では、どんな症例が珍しい症例なのでしょうか。目安として、医中誌（国内の医学関連の文献情報のデータベース）で検索して報告されているのが20例に満たないような症例と考えると分かりやすいかもしれません。「今や病気のことは全て明らかになった」なんて思っていますか？

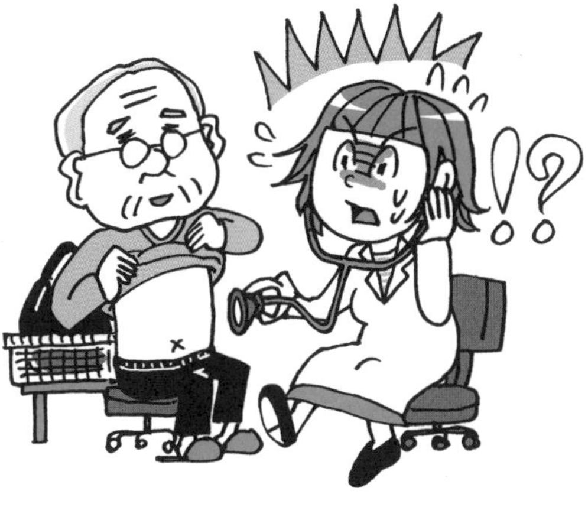

そんなことはないですよね。まだまだ未解明の病態は星の数ほどあります。そして時代とともに、あるいは研究の進展とともに病態が解明され、新しい疾患概念ができたり、診断基準が作られています。未だに新しい病気というものはあるものなのです。こういった希少疾患は臨床経過の報告そのものが貴重な情報となりますし、その積み重ねが今後の新たな知見を生むことにつながります。皆さんの報告が、新しい疾患概念の構築の第一歩になるのです。

非典型的な経過や珍しい画像所見で
診断が難しかった症例

よく知られている一般的な疾患であっても、症状や経過、身体所見や画像所見が非典型的な場合、意外と診断に難渋することがあります。診断に難渋するというのは、そうした症状や経過、所見を経験したことがある医師がいない（少ない）ということです。こうした症例の報告は、「こんな珍しい所見でしたが、実は診断は○△□（コモンな疾患）でした」というメッセージを共有することができます。

新しい薬や治療デバイス、新しい手術方法で
治療がうまくいった症例

新しい薬や治療デバイス、手術方法は、まだ多くの医師が経験したことがないものです。手術方法はともかく、新しい薬や治療デバイスは臨床試験で良好な結果が得られて承認され、日常診療で使えるようになっているものですから、実際に患者さんに使用して治療したときの経過や結果は示されています。しかし、臨床試験は非常に厳格に条件を決め、対象とする患者の状態を厳格に定めた上で行われています。い

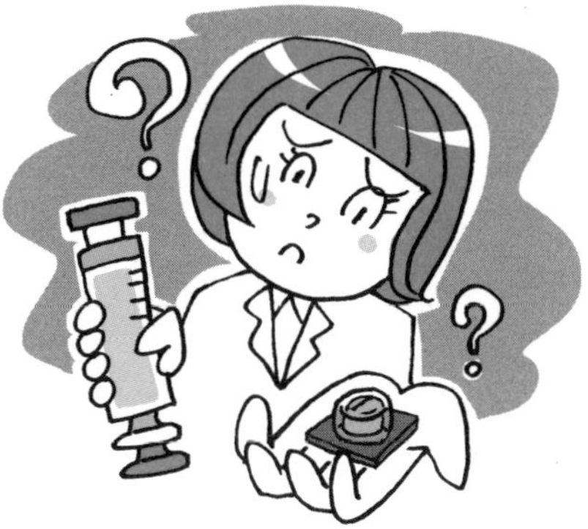

わば、非常に限定的な条件でしか検証されていないのです。

日常診療ではそんな症例ばかりではありません。合併症や併存症がある場合がほとんどですし、身体状態が低下してしまっている患者さんもいます。日常診療で実際に新しい薬、治療デバイスを使ったとき、どういった経過をたどり、どういった結果となったのか。それは多くの医師にとって有用な情報です。

新しい治療薬や手術器具が出れば、それは発表のチャンスということでもあるのです。漫然と新しいものだから良いものだろう、と使うのではいけません。自分が使用経験のない新しい薬や治療デバイスは、メーカーのパンフレットを熟読するのみならず、適応が得られた（追加された）根拠となった論文を読んで、本当に目の前の患者さんに適しているのか、必要なのか、効果が得られるのかなどと考えて使うようにすると、自然と症例報告につながります。

ただし、そんな状況はいつまでも続きません。日常診療で使えるようになったら皆、同じタイミングで使い始めるわけですし、どんな薬やデバイスも旬や流行があります。ですから、この場合はタイミングを逃さず発表する必要があります。

ある病気のよく知られていない初期像をとらえたものや長期間の経過を追って診断が付いた症例

医学部で多くのことを学んできた皆さんは、初診の患者さんがやってきたら、問診して身体診察して、検査をすればすぐに病名が決まるなんて病気は実は少数派であることを知っていると思います。

そうなんです。初診時に診断が付かないけれど、年単位の経過で徐々に病気が進行することで、徐々に症状や身体所見、画像所見がハッキリとしてきて、そのためやっと診断に至るという症例を時に経験します。逆に診断が付いてから振り返ってみると、毎年検査を受けていて、実はわずかな異常があった（実は検査値が少し悪くなっていた、とか、

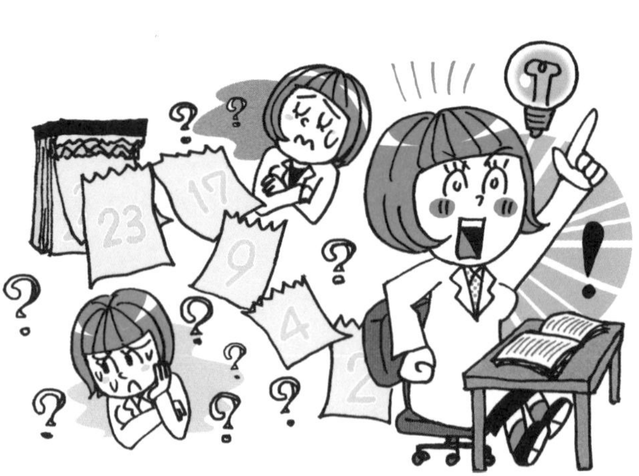

実は小さな病巣が画像に写っていたとか、実は初診の問診で患者さんが訴えていた、などなど）けれど、見逃されていたという症例も時に経験します。

非典型的な経過をたどった症例とよく似ていますが、ありふれた疾患だけれどよく知られていない初期像だったという症例は、多くの医師にとって有用な情報です。長期間の経過観察をすることでやっと診断にたどり着いた症例の経過を報告することは、次に患者さんを診る医師にとても役立つ情報です。

こうした症例は、なにも大学のような大病院だけで経験することではありません。むしろ、継続的に患者さんが通院してくれる地域の病院の強みが発揮できます。

他の医師の教訓となるような失敗症例

いつもビシッとすぐに診断を付けられるスーパードクターなんて実はいません。どんな患者でも必ず治してしまうドクターなんていないのです。例えば、なかなか診断が付かなかった症例、あるいは急速に容体が悪化し、残念ながら不幸な転帰をたどった症例の剖検報告や、治療中の思いもよらない重篤な偶発症が起こったケースなどがこれにあたります。治療がうまくいった、という成功体験の報告は多くても、あれこれ一生懸命手を尽くしたのに治療がうまくいかなかった、という報告はまだまだ少ないのが現状です。考えられる様々な手段を尽くしたのになぜうまくいかなかったのか。そこにはきっと多くの医師が知らないピットフォールがあるのです。それこそ多くの医師が共有すべき強いメッセージになります。

症例報告に適した5つのパターンを紹介しました。この本を手に取ってくれている先生は、もう既にどれかに当てはまるようなケースを経験しているかもしれません。あるいは今、担当している患者さんが当てはまるのかもしれません。そんなときはぜひ、この5つのパターンを思い出してください。

逆にめったに経験しないような珍しい症例であっても、典型的な病歴や所見で診断が付いたり、教科書に書かれている通りの治療で特に問題なく経過したりすることがあります。こうした症例を発表しても、メッセージ性がありません。聴衆からも「それで?」「だから?」と冷ややかなリアクションしか返ってこないでしょう。

残念なことに、学会で時にこういった症例発表を見かけることもありますが、質疑応答で全く質問が出てきません。私自身、発表後の質問がなくて「厳しい質問が来なくてよかった〜」などと思っていたこともありました。しかし、これは実は聴衆の興味を引くことができなかっただけなのです。

また、とても珍しい症状や経過であったとしても、必要な検査がなされておらず、評価が不十分な症例は発表には不適です。発表しようと思っても、きちんと他の疾患を除外するための検査がなされていなかったり、診断基準を満たすかどうかを評価するために必要な検査ができていなければ、「そもそも、ほんとにその診断で合っているのか?」と、発表の前提が揺らいでしまいます。

最後に重要なことを教えます。診断名がついて初診にやってくる患者さんはめったにいません。とても珍しい疾患の症例、とてもまれな経過をたどった症例は症例報告に向いていますが、診断が付く頃になって、「あ、あのとき○△を否定するための検査をしていなかった」「あのとき実は△□という症状があったかもしれない。そうしたらこのケースは珍しいわけではない」なんて分かることがあります。しかし、それは既に時遅し、です。だからこそ、日ごろから丁寧に診療し、カルテも丁寧に記載することが大切です。

03-03

テーマが決まったら 次は文献検索！

学会で発表する症例が決まれば、次にすることは、過去の文献の検索です。これまでの報告を調べて、発表しようと思う疾患について「これまでに分かっていること」と「まだ分かっていないこと」を整理する必要があるからです。

その上で、今回の発表がどういった新しい知見につながるかを考えるといいでしょう。それによって共有したいメッセージがより明確となります。

日本の文献であれば、医中誌web（https://www.jamas.or.jp/）にはおよそ7500誌もの雑誌から文献を検索可能です。医中誌webは有料ですが、病院として契約していることがあるので、指導医や上級医に確認してみましょう。

海外の文献であれば、PubMed（https://pubmed.ncbi.nlm.nih.gov/）で検索が可能です。PubMedはアメリカ国立衛生研究所のアメリカ国立図書館が運営する、生命科学や医学に関する論文情報を格納したデータベースです。世界中の論文雑誌の文献を検索できます。

こうした検索サイトを使うコツとして、医中誌webでの検索ではまだ

●医中誌web（https://www.jamas.or.jp/）

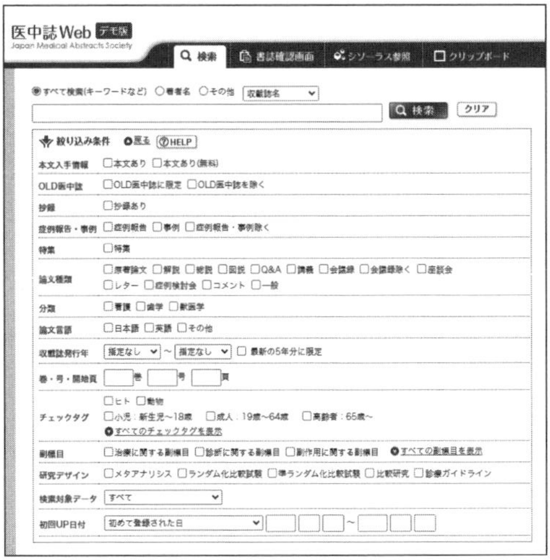

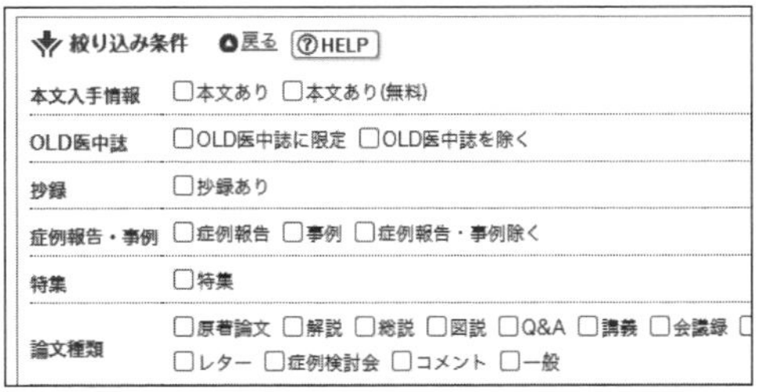

●PubMed（https://pubmed.ncbi.nlm.nih.gov/）

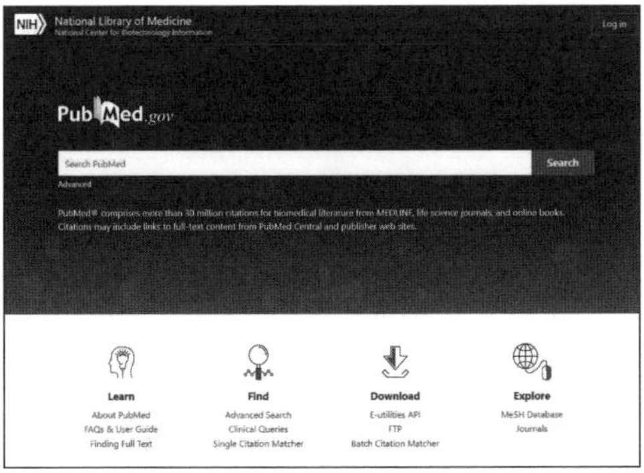

● PubMed

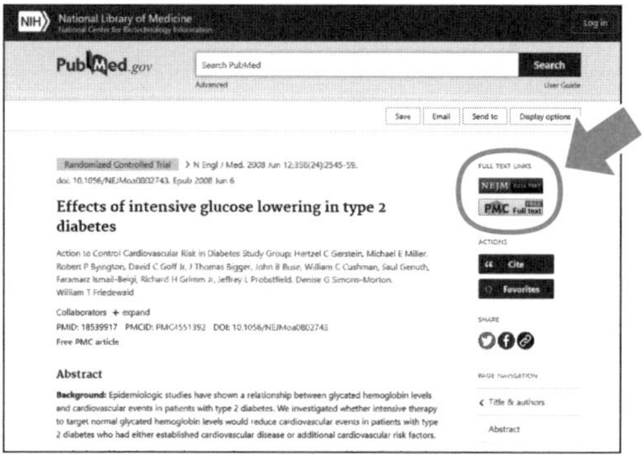

論文化されていない学会発表の抄録も併せて出てくるので、必要に応じて絞り込み条件にある「会議録除く」にチェックを入れて検索するといいでしょう。また、PubMedでは複数の単語からなる疾患名を入力すると単語をバラバラに拾い上げてしまうので、例えば、"diabetic nephropathy"とダブルクォーテーションで囲むとよいでしょう。

医中誌やPubMedの検索結果に、その論文のPDFのリンクが張られていますので、無料のものはそのまま見ることができます。

PubMedの検索結果の右上（上図の矢印）には論文誌独自のウェブサイトへのリンクボタンがあります。無料で全文が公開されている論文もありますが、アブストラクトは無料で閲覧できるけれど全文を閲覧するには年間購読をするか、1部売りの形でその論文だけを購入しなければいけません（1論文はおよそ3000〜5000円程度）。論文の中には、アメリカ国立医学図書館の生命科学/医学に関するオンライン論文アーカイブであるPMCに収納されているものがあり、その場合は無料で全文が閲覧できます。

●J-STAGE

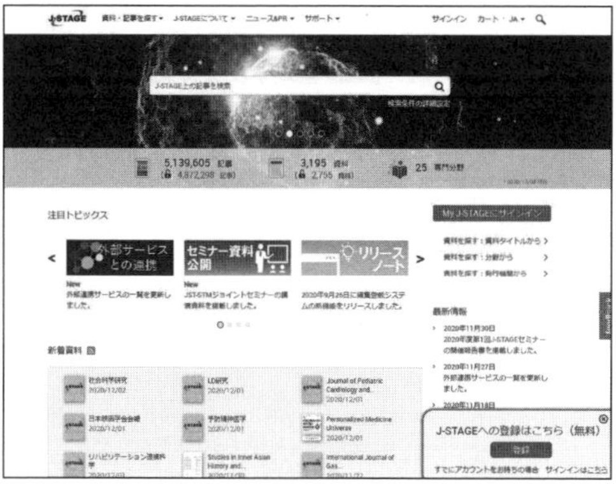

また、J-STAGEでは多くの学会誌を閲覧することができます（https://www.jstage.jst.go.jp/browse/-char/ja/）。

J-STAGEは、正式名称を科学技術情報発信・流通総合システムといい、国立研究開発法人科学技術振興機構（JST）が運営するデータベースです。日本から発表される科学技術情報を収納しており、原著論文を掲載するジャーナル、学会や大学などが主催する研究集会、シンポジウムなどの発表概要をまとめた会議論文・要旨集、研究・調査の活動成果などをまとめた雑誌・報告書などが検索できます。9割以上の論文が無料で閲覧可能です。

病院によってはメディカルオンライン（http://www.medicalonline.jp/）という有料サービスと契約していることもあります。

メディカルオンラインは、国内の学会や出版社が発行している医学系

●メディカルオンライン

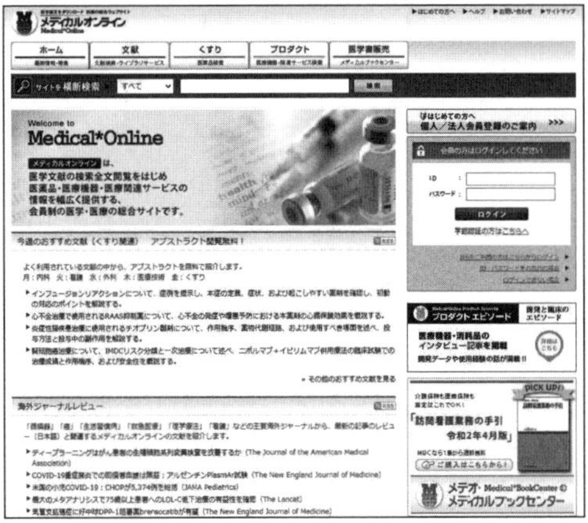

文献を検索・閲覧することができます。文献はPDFの形でダウンロードしてすぐに読むことができるものもあれば、FAXで送信してもらうものもあります。いずれも有料で、個人契約だと学会抄録などは1件100円から数百円程度ですが、出版社が発行する雑誌の文献（レビューや総説）は1文献あたり1000〜1500円程度がかかります。法人契約（病院や大学として契約）の場合は閲覧無制限なので、所属施設が法人契約をしているかどうか、指導医に確認しましょう。

また、病院内に図書室の司書さんがいれば、論文の取り寄せをお願いすることができます。病院によっていくつかの論文雑誌を定期購読していると思いますが、アクセスできる文献に限りがあると思いますので、効率的に文献を集めるには、同じ施設でたくさん発表をしている先輩に相談するとよいでしょう。

ダウンロードした文献のPDFは、パソコンにフォルダを作成して保存

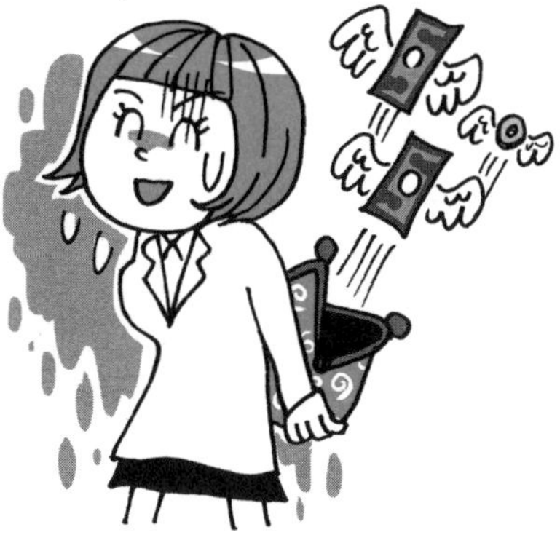

してもよいのですが、ファイル名と文献タイトルが一致しなくなってしまったり、読み返したいPDFが迷子になってどこにあるか分からなくなってしまったりすることがしばしば（よく？）あります。そういった文献管理、つまりPDF整理を行うソフトとしてEndNote（https://www.usaco.co.jp/endnote/）が定番ですが、およそ6万円とやや高価です。

● EndNote

6万円は、将来の自分のための初期投資としては決して無駄なお金ではありません。入手した論文をきれいに管理できるならばそれでいいのですが、往々にして「あれ？ あの論文のPDFはどこにしまったのだろう？」と探すのに四苦八苦しがちなものです。将来にわたって何度もそれを繰り返すくらいなら、初期投資は十分回収できるのではないでしょうか。

また、ほぼ同様の機能を有したフリーソフトがあります。それが、

Elsevir社が提供しているMendeley（https://www.elsevier.com/ja-jp/solutions/mendeley）というソフトです。大学や病院などの機関が契約する有料版もありますが、個人として無料で使える無料版があります。ディスク容量に制限がありますが、試しに使ってみるのもオススメです。

● Mendeley

また、最近はZotero（https://www.zotero.org/）というアプリケーションも活用されています。同じく論文のPDFのインポートと管理が可能で、PDFの中身の検索なども可能です。基本的に無料で利用できますが、オンライン同期するためのストレージの容量に限りがあり、容量を拡張するためには有料サービスに契約する必要があります。

● Zotero

これらの文献管理ソフトは、学会発表のための既報の調査に有効なだけでなく、発表の後に取り組む研究結果の論文化（第6章参照）にもとても役に立ちます。

03-04

抄録を書き始めるときの準備

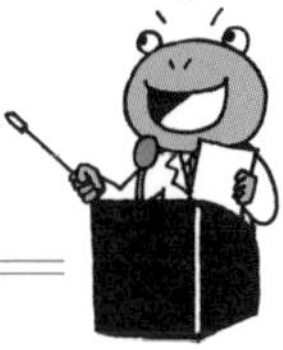

発表演題のテーマが決まれば、次に行うのは抄録の作成です。

抄録は発表する症例の要点をまとめたものです。学会の運営に関わる偉い先生方が、応募されてきた抄録を見て、「この演題は興味深いから今回の学会で発表してもらおう」とか「この演題はメッセージ性に欠けるからボツで」といったように、学会でどの演題を発表してもらうか決めているわけです。ここで採択されるように、症例発表を通して学会参加者と共有したいメッセージが一目で分かるような抄録を作成することが大切です。

抄録は一定のフォーマットがあります。文字数には制限がありますし、そのほかにも守らなければいけない決まりもあります。必ず発表予定の学術集会のホームページの「演題募集」を見てチェックしましょう。特に制限文字数と、締め切りは必ず守りましょう。文字制限は共著者の名前も含めた文字数のことが多いので、本文に割ける文字数はさらに少なくなります。また学会によっては、症例報告は受け付けていないところもあるので確認が必要です。

フォーマットが確認できたら、次は参考とする抄録を探しましょう。先ほど紹介した医中誌webで発表する疾患について検索します。絞り

●日本内科学会地方会演題検索

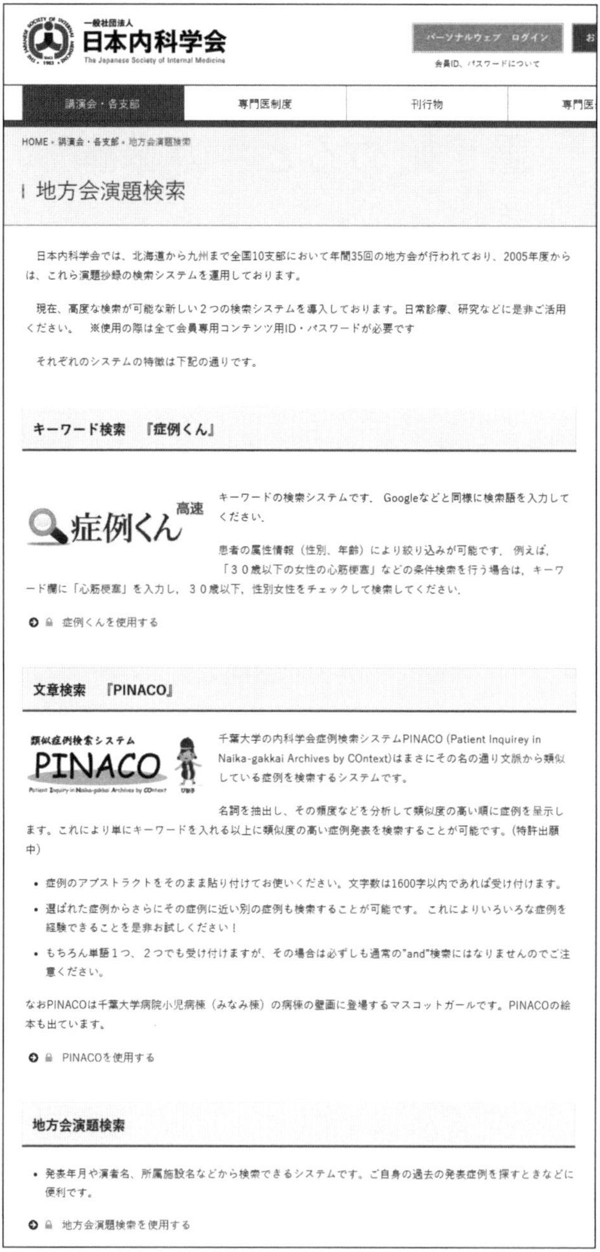

一般社団法人
日本内科学会
The Japanese Society of Internal Medicine

パーソナルウェブ　ログイン
会員ID、パスワードについて

講演会・各支部 | 専門医制度 | 刊行物 | 専門医

HOME › 講演会・各支部 › 地方会演題検索

地方会演題検索

日本内科学会では、北海道から九州まで全国10支部において年間35回の地方会が行われており、2005年度からは、これら演題抄録の検索システムを運用しております。

現在、高度な検索が可能な新しい２つの検索システムを導入しております。日常診療、研究などに是非ご活用ください。　※使用の際は全て会員専用コンテンツ用ID・パスワードが必要です

それぞれのシステムの特徴は下記の通りです。

キーワード検索　『症例くん』

症例くん 高速

キーワードの検索システムです．Googleなどと同様に検索語を入力してください．

患者の属性情報（性別、年齢）により絞り込みが可能です．例えば，「３０歳以下の女性の心筋梗塞」などの条件検索を行う場合は，キーワード欄に「心筋梗塞」を入力し，３０歳以下，性別女性をチェックして検索してください．

症例くんを使用する

文章検索　『PINACO』

類似症例検索システム PINACO Patient Inquiry in Naika-gakkai Archives by COntext

千葉大学の内科学会症例検索システムPINACO (Patient Inquirey in Naika-gakkai Archives by COntext)はまさにその名の通り文脈から類似している症例を検索するシステムです。

名詞を抽出し、その頻度などを分析して類似度の高い順に症例を呈示します。これにより単にキーワードを入れる以上に類似度の高い症例発表を検索することが可能です。(特許出願中)

- 症例のアブストラクトをそのまま貼り付けてお使いください。文字数は1600字以内であれば受け付けます。
- 選ばれた症例からさらにその症例に近い別の症例も検索することが可能です。 これによりいろいろな症例を経験できることを是非お試しください！
- もちろん単語１つ、２つでも受け付けますが、その場合は必ずしも通常の"and"検索にはなりませんのでご注意ください。

なおPINACOは千葉大学病院小児病棟（みなみ棟）の病棟の壁画に登場するマスコットガールです。PINACOの絵本も出ています。

PINACOを使用する

地方会演題検索

- 発表年月や演者名、所属施設名などから検索できるシステムです。ご自身の過去の発表症例を探すときなどに便利です。

地方会演題検索を使用する

込み検索の条件で「会議録」にチェックすると学会抄録を中心にヒットしますので、参考にするとよいでしょう。

ほかにも、日本内科学会は地方会で発表された演題の抄録を検索できるデータベースを公開しています。利用するには、内科学会の会員のみが知るID、パスワードが必要です。指導医に相談してみましょう。

参考になる症例報告の抄録などを見たら、次はいよいよ抄録の執筆です。

一般的な症例報告の場合、発表症例について、前半部分で経過や検査結果など症例そのものを提示し、後半部分で考察、すなわちその症例の興味深いポイントや伝えたいメッセージをアピールすることになります。

次の項では、実際に研修医の先生と書いた抄録の一例を提示しながら、具体的に解説していきましょう。

03-05

抄録の書き方 ノウハウ大公開！

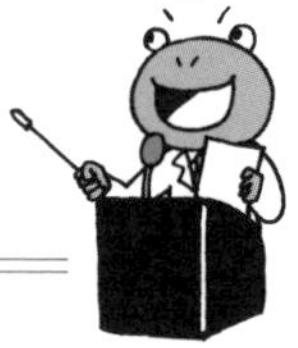

では、実際に研修医の先生と書いた抄録を使いながら、書き方のポイントを紹介します。

H. pylori除菌により逆萎縮が顕在化し A型胃炎と診断しえた一例

症例は40歳代女性。X年5月に息切れを主訴に当院を受診した。採血上Hb10.3g/dl、血清鉄15ug/dl、フェリチン3.2ng/mLと鉄欠乏性貧血の所見を認めたため、貧血精査目的で上部消化管内視鏡検査が施行された。萎縮性胃炎と過形成性ポリープが指摘され抗H. pylori抗体が陽性であったため一次除菌治療が開始された。翌月の呼気テストによる効果判定で除菌が確認されなかったため、二次除菌治療が開始された。同年9月の除菌判定では呼気テスト陰性と除菌成功が確認されたため、年1回の内視鏡検査にて定期的に経過観察していく方針となった。X+1年3月の採血でHb12.4g/dl、血清鉄20ug/dl、フェリチン5.6ng/mLと鉄欠乏性貧血も改善傾向にあった。

X+1年6月の上部消化管内視鏡検査では地図状発赤が見られ除菌後粘膜として矛盾ない所見ではあったが、胃体中部〜上部の過形成性ポリープは残存し、胃底部に粘液付着も認められた。

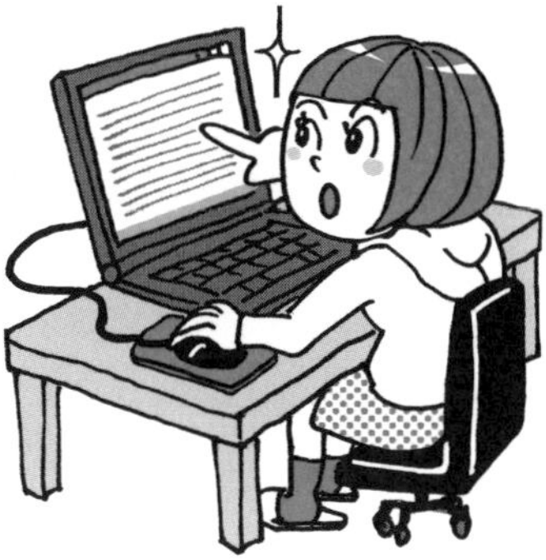

「症例は○○歳代△性。□□を主訴に受診した。」、症例報告の定番の書きだしです。

万が一でも患者さんが特定されないように、具体的な年月日は伏せて書きます。

時系列に従って臨床経過と検査結果の記載をします。病歴や身体所見が重要な場合は、それらの記載に分量を割きます。血液検査の結果は単位を忘れずに書きましょう。半角英数字にすることも忘れずに。今回は内視鏡所見の変化が発表のポイントであったので、内視鏡所見を重点的に記載しています。

X+2年7月の上部消化管内視鏡検査ではH. pylori除菌成功後にもかかわらず、やはり過形成性ポリープは残存し、前年同様、前庭部よりもむしろ胃体中部～胃底部優位に萎縮性変化や粘液付着が認められた。 A型胃炎の可能性が疑われ、精査を行い、血清ガストリン値2400pg/mL、抗胃壁細胞抗体320倍、抗内因子抗体陽性であり、A型胃炎と診断した。採血上、Hb10.4g/dLと貧血も進行し、ビタミンB_{12}も低下していたため、A型胃炎に合併し得る悪性貧血の可能性も考えられたが、MCV 73.9 flと小球性貧血であり、血清鉄25ug/dL、フェリチン5.0ng/mL未満からは鉄欠乏性貧血の進行と考えられた。

今回H. pylori除菌にて特徴的な逆萎縮が顕在化しA型胃炎の確定診断へと至った症例を経験した。本邦においてはA型胃炎とH. pylori感染の合併はまれと報告されているが、H. pylori感染による修飾がA型胃炎の内視鏡所見に影響を及ぼし診断が困難となっている可能性がある。また、A型胃炎には高頻度でポリープや隆起性病変を合併し、胃癌や神経内分泌腫瘍の合併率も高いと報告されている。そのため、H. pylori除菌後に過形成性ポリープの残存や固着粘液を認める症例は、その後の逆萎縮の出現や悪性疾患の鑑別に注意し経過観察する必要がある。

最終診断を提示します。診断後の経過が重要な場合は引き続いて記載します。

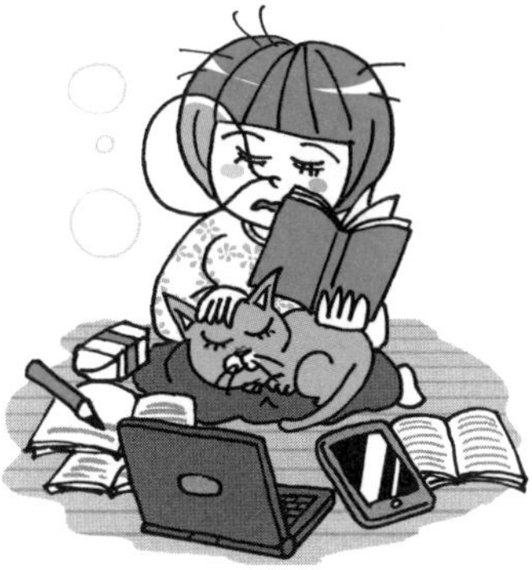

ここが考察のパートです。文献から得た情報（エビデンス）を記載すること、文献の出所は記載しなくてもいいですが、質問されることを想定して、いつ頃、何という雑誌から得た情報か把握しておくことが大切です。

症例を通じて聴講者と共有したいメッセージです。この抄録では2つあるので、まずその1を書いています。

ここがメッセージその2です。結語はタイトルと似たようなものになりがちですが、もう少し膨らませて結語として書けるとよいでしょう。

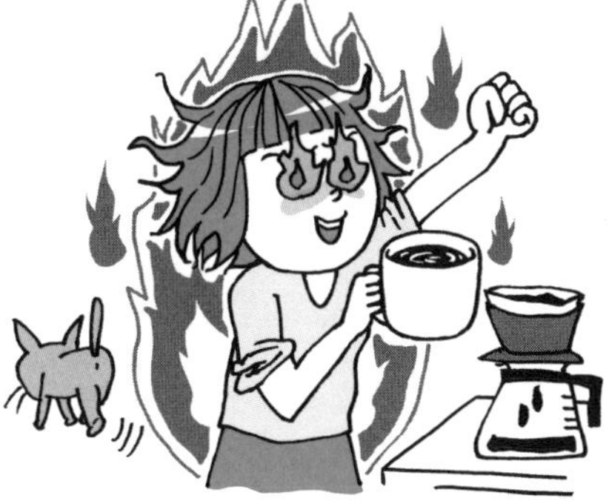

A型胃炎そのものはものすごく珍しい疾患というわけではありません。この症例報告は、(1) A型胃炎に特徴的な内視鏡像が出現する過程を追跡できた点、(2) 本来関係ないと思われていたH. pylori感染を合併し除菌治療が診断につながった点、などが珍しく、この点にメッセージ性がありました。また、H. pylori感染が減りA型胃炎に注目が集まっている最近の学会のトレンドも相まって、とある研究会で研修医賞を受賞することができました。

慣れない頃にやりがちなのが、症例の検討結果の考察が不十分なまま演題登録の締め切りが来てしまったので提出してしまうことです。十分に考察していないので、苦し紛れに「今回、まれな○○の一例を経験した。若干の文献的考察を含めて当日報告する」といった一文で抄録を締めくくって演題登録することになってしまいます（実際、そういう抄録を見かけます）。これでは、演題を選ぶ先生方にこの報告の重要性が伝わりません。発表を通して伝えたいメッセージやアピールポイントが何なのか、指導医の先生と前もってよく相談し、それを抄録にしっかり書き込むようにしましょう。

抄録が完成し、指導医の校正が終了すると、いよいよ演題登録です。学会ホームページから演題登録ページのリンクがありますので、演題名や施設名、共著者名、抄録本文などを順次登録していきます。演題採択の可否はメールで連絡が来ますので、必ず受信でき、定期的にチェックするアドレスを登録しましょう。初期研修医といってももう社会人の1人なのですから、メールは重要な連絡ツールの1つです。学会や上司、病院の事務などから来るメールは、いわばビジネスメールです。「メールをチェックしていなかった」という言い訳は通用しません。

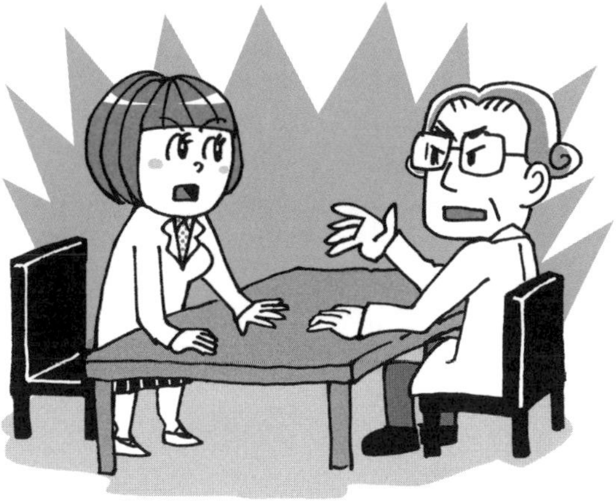

フリーメール（GmailとかYahoo!メールなど）のアドレスは、時に迷惑メールフィルター機能によって学会からのメールをブロックしてしまうことがあるので注意が必要です。必ず迷惑メールの設定を確認し、確実にメールが届くようにしましょう。また、演題募集期間中は登録した抄録の修正が可能なことが多いので、登録時の演題番号とパスワードを忘れずにメモしておきましょう。登録締め切りギリギリになると、ホームページが混雑してアクセスしにくくなったりしますので余裕を持った登録がオススメです。

また、ここだけの話ですが、応募演題の集まりが悪いときは演題登録締め切りが延長されたり、登録締め切り期間を越えても演題募集のページがオープンのままで登録を受け付けている場合がありますので、あきらめないことが肝心です。

03-06

上級医・教授との打ち合わせってどうする？

抄録を用意し、学会のホームページから演題を登録し終えたら、次は発表本番に向けた準備です。

準備は大まかに言うと

❶ 指導医や上級医のアドバイスを受けながらスライド作り
❷ 院内や科内の学会予行演習（予演会とも呼ばれます）で発表し、追加・修正すべき点の洗い出し
❸ 修正した完成版での予行演習

と、いくつかのステップがあります。

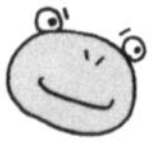

①スライド作り

学会からメールが来て、抄録が無事にアクセプトされたとなったら、いよいよスライド作りです。

発表にもいろいろな形式があります。

● 聴講者の座席が用意された会場で、プロジェクターでプレゼンを投

影しながら発表する口演（オーラルセッションともいいます）

- 大きな紙にプレゼン内容を印刷して貼り出し、その前で発表するポスター発表
- 最近はプレゼンをモニターに映し出して発表するデジタルポスター

などなど、様々な形があります。こうした形式に応じたスライド作りが必要です。

まずは、指導に当たる上級医や科内で発表をたくさんしている先輩に、「お手本にしたいのでスライドデータをいただけませんか」とお願いするとよいでしょう。発表内容は自由とはいえ、ある程度お作法があります。

指導医や上級医にアドバイスをもらいながらスライドを作るとき、指導する上級医の好みの指導スタイルというものがあるので、どんな形が正解かといったことはありません。コミュニケーションを取りながら作っていく必要があります。

ただし、100％の完成度を目指してギリギリまで独りで頑張って、締め切り前日の夜中に指導医のメールアドレスにスライドデータを送るのは得策ではありません。多くの場合、研修医である自分にとっては100点のスライドでも、指導医にとっては合格水準である60点にも達していないのです。指導医は頭を悩ませながら、夜中に及第点に達していないスライドを大改造することになります。そしてそれは結局「指導医の作ったスライド」になってしまいます。研修医にとっても「自分史上最高傑作！」と考えて作ったスライドが、けちょんけちょんにされて戻ってくると、スライド作り、ひいては学会発表そのものが嫌になってしまいます。

ある程度スライドの流れができたところで上級医にチェックしてもらう、行き詰まってスライド作成が進まなくなったらまたチェックしてもらう、というようにキャッチボールをするように完成形に仕上げていくのが、結局は早道です。それが、あなたらしくて、でも発表に必要な要素が盛り込まれた、お作法にのっとったスライドになります。この方があなた自身にとっても指導医にとっても労力を最少限にスライドを作成するコツです。慣れないうちは、先人の真似をすること、先人のスライドを参考にすることは恥ずかしいことではありません。慣れてきたら「自分らしい」スライドを作ればいいのです。まずはお作法を身に付けることが肝要であると考えるといいでしょう。

指導医にスライドをチェックしてもらうときの方法については、ある時間を決めてノートパソコンを持参し、プレゼンを見ながらチェックしてもらう方法や、メールで先に送っておいて指導医の時間のあるときにチェックしてもらい、フィードバックを受ける方法があります。このあたりは、指導医の好みの方法があるので、事前に聞いておくとよいでしょう。

②予行演習で追加・修正すべき点の洗い出し

指導医のアドバイスを受けながらスライドが完成したら、次は院内や科内での発表予行演習です（予演会とも呼ばれます）。

この予行演習会で、部長や教授のチェックを受けるわけです。発表テーマとしたその症例の診療に関わっていない医師がフレッシュな目線でスライドを見ることによって、そのスライドが理解しやすいものになっているか（＝伝わりやすいか）が分かります。部長や教授は、その症例を診ていない、いわば最初の聴講者です。部長や教授が理解できなければ、学会の聴講者も理解できるわけがありません。指導医はあなたと一緒に患者さんの診療に携わっていますから、既に症例の情報が頭の中にあります。症例情報を知らない医師からの第三者的視点は、発表スライドを作る上でとても有用です。

また、経験豊富な医師から鋭い質問をたくさん受けることによって本番の質疑応答の練習をすることもできます。質疑応答で出てきた質問は本番で完璧に答えられるようにメモして答えを用意しておきましょう。あるいは、思わぬ誤字脱字が見つかることもしばしばあります。

時には、「そもそも、この症例って○○じゃなくて××なんじゃない」といった、診断そのものがひっくり返るような、発表の根底を覆す鋭い質問が出ることもあります。予演会の後でスライドの大改造が必要となったり、一から文献を調べ直すこともあります。でも、フルボッコでいいのです。自分の考察に何が足りなかったのか、文献検索が足りなかったのか、自分の作ったプレゼン資料はどこが分かりにくいのか、なぜメッセージが伝わらなかったのかを知る、いいチャンスです。予演会はあくまで練習と発表内容のチェックの機会。ミスや不足を指摘してもらうことで、プレゼンスキルはどんどん上達していきますよ。

ちなみに、どういったスケジュールでスライドを作ればよいのでしょうか。口演での発表の場合、スライドデータを発表日当日の朝に学会会場に持っていけばよいのですが、ポスターでの発表の場合、ネット印刷で注文すると印刷・発送などで手元に到着するまでに時間がかかります。注文から到着まで1週間弱は見ておいた方がよいでしょう。またデジタルポスターの場合は、スライドデータのアップロードの締め切りが学会開催日の２週間前ほどに設定されていることが多いと思います。ということは、ポスター発表の場合は、学会本番2週間前には本番用のスライドを完成させておく必要があります。

そのため、学会発表本番の日から逆算すると、

2カ月前にスライド作りに取り掛かり
その後、**1カ月間**かけて指導医とスライドを作り上げ
3週間前には予演会
2週間前には本番スライド完成！

というスケジュールが無理のないものと言えるでしょう。

③ 修正した完成版での予行練習

予演会で指摘された点を修正できたら、それを使って何度か予行練習しておくといいでしょう。先輩などに聞いてもらったり、同期と発表し合ったりするのもいいかもしれません。

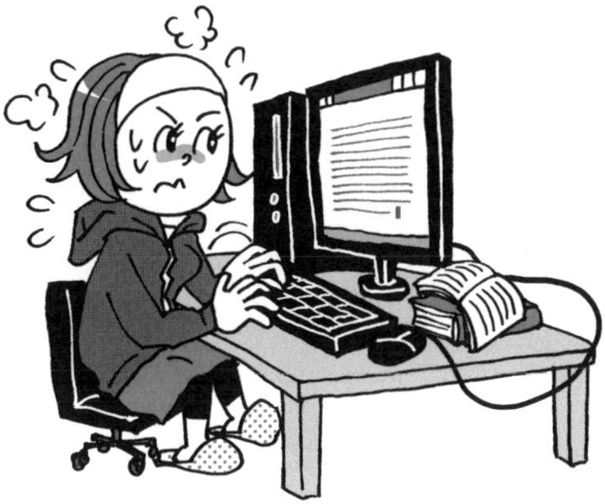

POINT

① 発表は口演かポスターか？ 作り方は違います。

② 作り始める前に指導医にお願いしよう。「参考にしたいのでスライドをいただけませんか？」。

③ 締め切り前日まで独りで作って、夜中に指導医に送りつけるようなまねはしない！

④ 口演ならスライドは当日受付に提出。

⑤ ポスターなら事前に印刷したものを持参。

⑥ 適宜、指導医に相談しながら作成しよう。

⑦ 予演会は独りよがりや思い込みを排除できる絶好のチャンス。

⑧ スライド作りは本番２カ月前には始めよう。

⑨ 本番の３週間前には予演会を。

⑩ 本番２週間前にはスライドを完成させるつもりで！

03-07

スライドの作り方

そのスライド、意味ある？
そのスライド、そこが間違ってますよ！

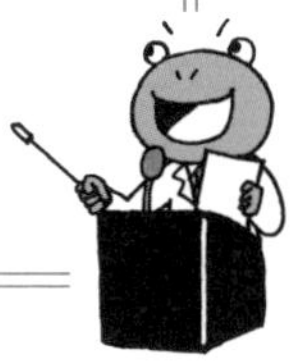

5年ほど前に「見やすいプレゼン資料の作り方」というスライドが医師の間でバズっていました。

現在もSlideShareで無料公開されています（https://www.slideshare.net/yutamorishige50/how-to-present-better）。悪いデザインの例やその改善例をスライドで示してくれています。視覚的に情報が頭の中に入ってきやすいスライド作成の極意が示されており、私がいつもお手本にする資料です。

● SlideShare

要点を挙げると以下の通りとなります。

- 1スライド、1メッセージ
- フォントは18pt以上で、視認性のよいメイリオ（和文）とSegoe（英文）を使用する
- 文章は行間を広めにとって、単語の途中では改行しない
- 色数は少なく、色の使い方は統一する

これらの要点について、悪いデザインと良いデザインの具体例を示しながら解説してくれていますので、文章で読むよりも、スライドそのものを見てみることをオススメします。

この「見やすいプレゼン資料の作り方」の通りにすると、学会発表で「おっ」と目を引くこなれたスライドを簡単に作ることができます。良いスライドは視覚的に情報が伝わりやすいのです。

この２枚のスライドを見ていただくと、要点を押さえたスライド作りは、聴講者への「伝わる力」が違うことがお分かりいただけるでしょう。

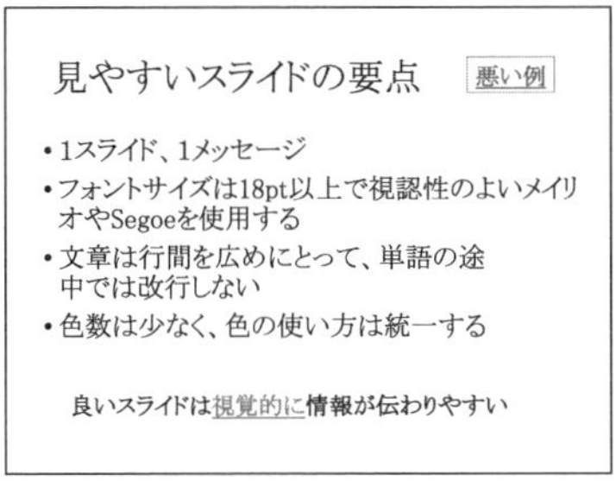

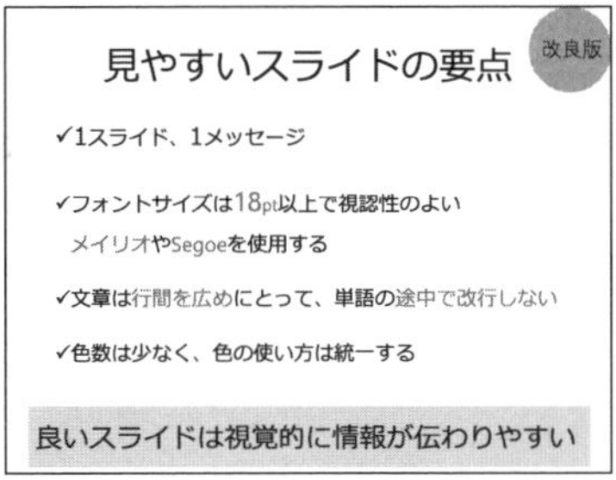

では、医学系学会でのスライド作りの注意点を紹介しましょう。

症例報告を行う場合のスライドはおよそ以下の通りです（この10枚のスライドは過去に我々のグループで発表した演題のスライドを組み合わせているものです）。

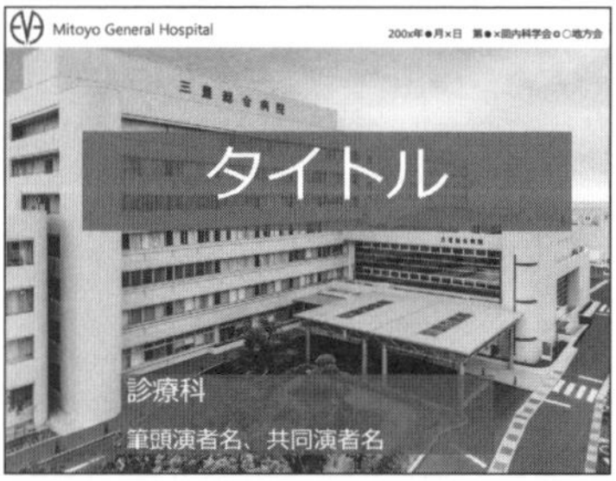
Mitoyo General Hospital
200x年●月×日　第●×回内科学会○○地方会
タイトル
診療科
筆頭演者名、共同演者名

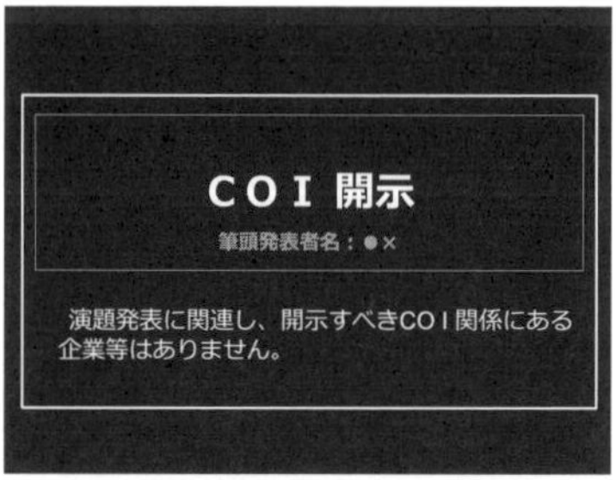
COI 開示
筆頭発表者名：●×
演題発表に関連し、開示すべきCOI関係にある企業等はありません。

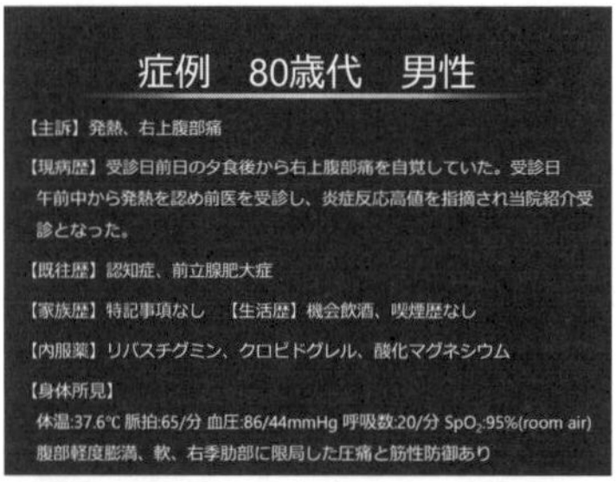
症例　80歳代　男性
【主訴】発熱、右上腹部痛
【現病歴】受診日前日の夕食後から右上腹部痛を自覚していた。受診日午前中から発熱を認め前医を受診し、炎症反応高値を指摘され当院紹介受診となった。
【既往歴】認知症、前立腺肥大症
【家族歴】特記事項なし　【生活歴】機会飲酒、喫煙歴なし
【内服薬】リバスチグミン、クロピドグレル、酸化マグネシウム
【身体所見】
体温:37.6℃ 脈拍:65/分 血圧:86/44mmHg 呼吸数:20/分 SpO_2:95%(room air)
腹部軽度膨満、軟、右季肋部に限局した圧痛と筋性防御あり

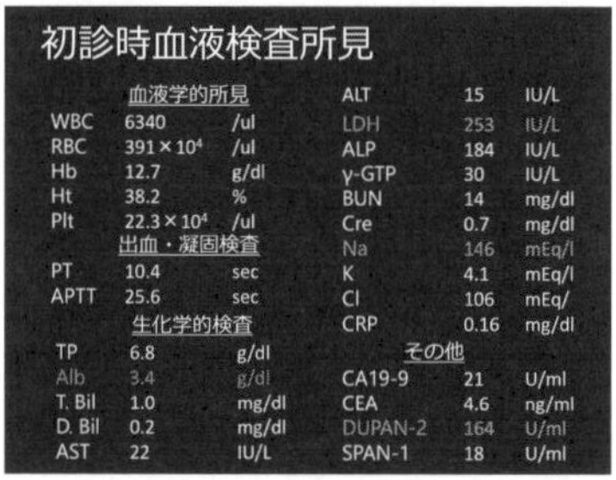
初診時血液検査所見
血液学的所見
WBC 6340 /ul
RBC 391×10^4 /ul
Hb 12.7 g/dl
Ht 38.2 %
Plt 22.3×10^4 /ul
出血・凝固検査
PT 10.4 sec
APTT 25.6 sec
生化学的検査
TP 6.8 g/dl
Alb 3.4 g/dl
T. Bil 1.0 mg/dl
D. Bil 0.2 mg/dl
AST 22 IU/L
ALT 15 IU/L
LDH 253 IU/L
ALP 184 IU/L
γ-GTP 30 IU/L
BUN 14 mg/dl
Cre 0.7 mg/dl
Na 146 mEq/l
K 4.1 mEq/l
Cl 106 mEq/
CRP 0.16 mg/dl
その他
CA19-9 21 U/ml
CEA 4.6 ng/ml
DUPAN-2 164 U/ml
SPAN-1 18 U/ml

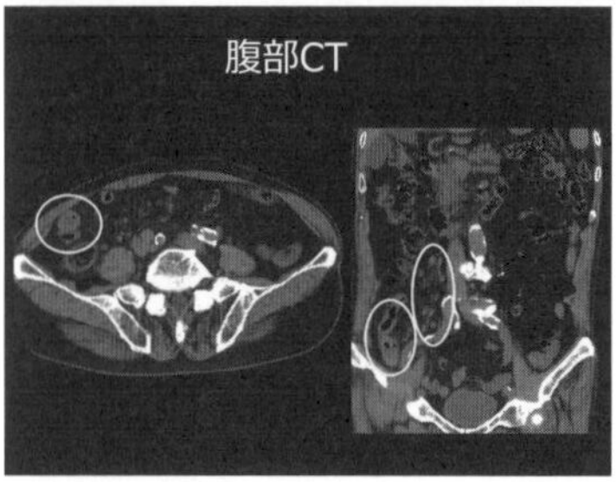
腹部CT

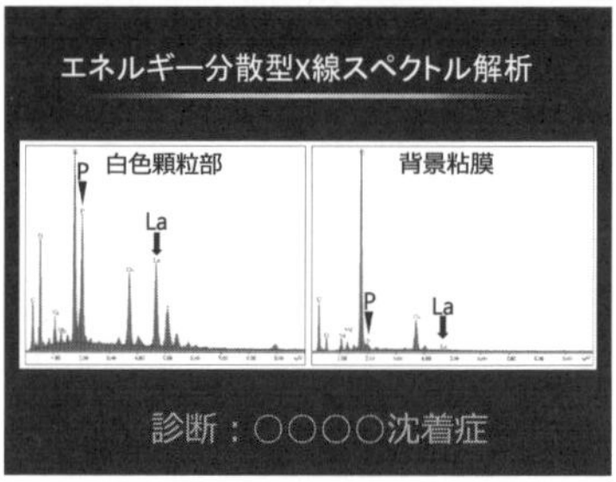
エネルギー分散型X線スペクトル解析
白色顆粒部
背景粘膜
P
La
P
La
診断：○○○○沈着症

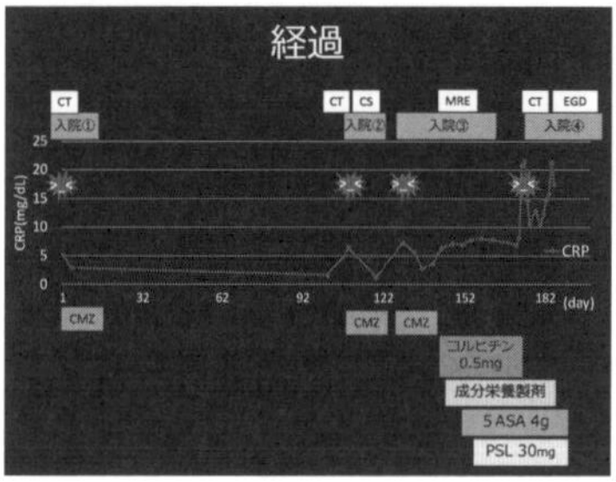
経過
CT
CT CS
MRE
CT EGD
入院①
入院②
入院③
入院④
CRP(mg/dL)
25
20
15
10
5
0
CRP
1 32 62 92 122 152 182 (day)
CMZ
CMZ CMZ
コルヒチン 0.5mg
成分栄養製剤
5 ASA 4g
PSL 30mg

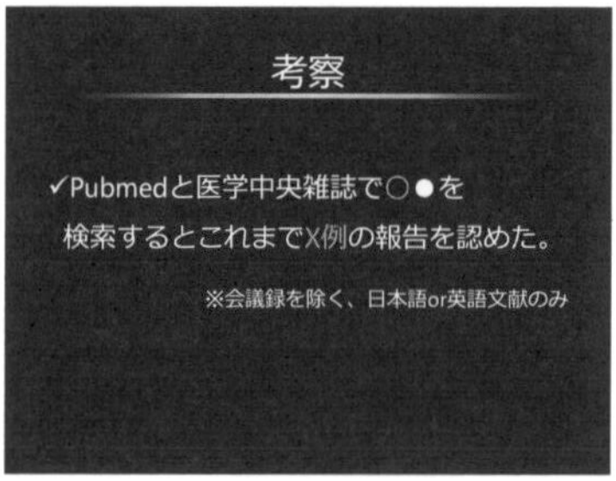
考察
✓Pubmedと医学中央雑誌で○●を
検索するとこれまでX例の報告を認めた。
※会議録を除く、日本語or英語文献のみ

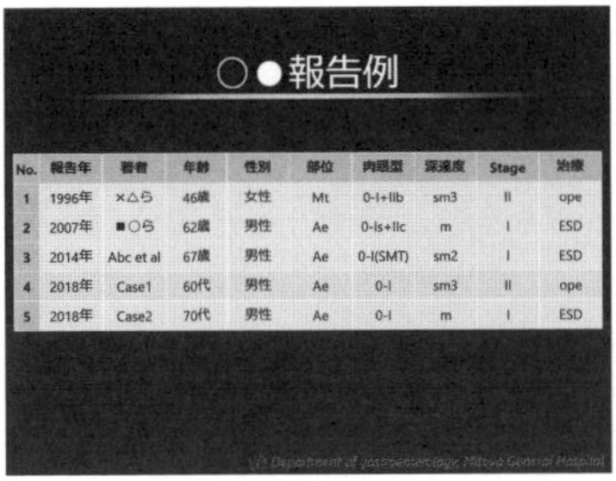

No.	報告年	著者	年齢	性別	部位	肉眼型	深達度	Stage	治療
1	1996年	×△ら	46歳	女性	Mt	0-I+IIb	sm3	II	ope
2	2007年	■○ら	62歳	男性	Ae	0-Is+IIc	m	I	ESD
3	2014年	Abc et al	67歳	男性	Ae	0-I(SMT)	sm2	I	ESD
4	2018年	Case1	60代	男性	Ae	0-I	sm3	II	ope
5	2018年	Case2	70代	男性	Ae	0-I	m	I	ESD

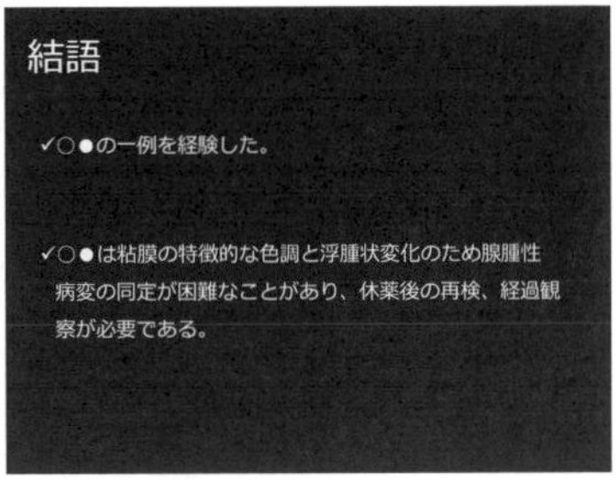

では、個別に1つひとつ見ていきましょう。

● 表紙ページ

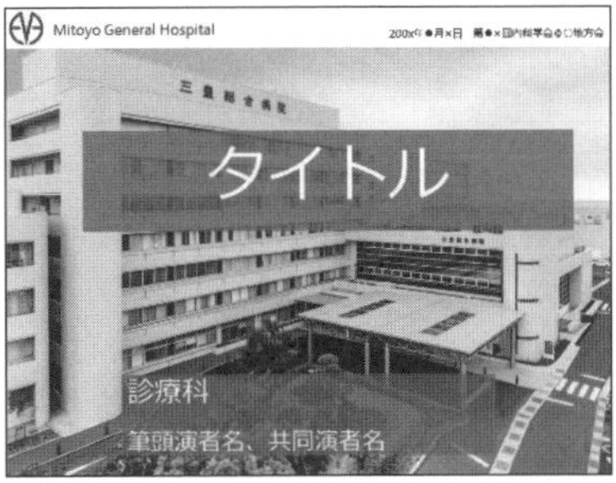

タイトルと所属施設、演者名は必須です。私の場合、少しでも聴衆の目に留まるように、また発表施設の印象を残してもらうように自施設の外観を背景にしています。また、振り返ってスライドデータを見ていつどこで発表したか自分が把握できるように発表の日付も記載しています。

● COI開示

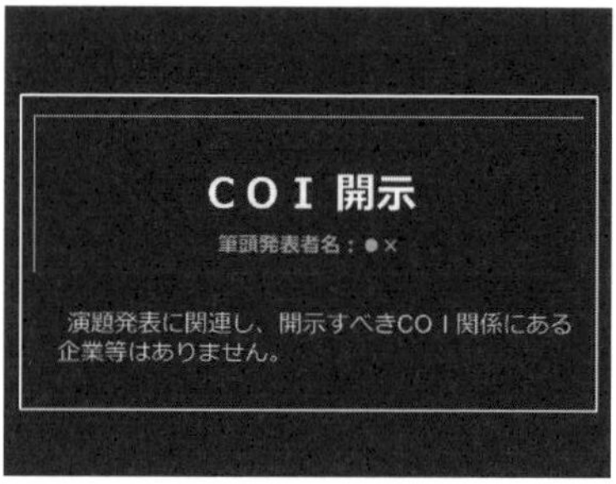

学会から指定されている様式で提示します。学会や発表様式によって先頭ページや最終ページに提示するように指定されている場合があります。

● 主訴、現病歴、生活歴・家族歴・内服歴など、身体所見

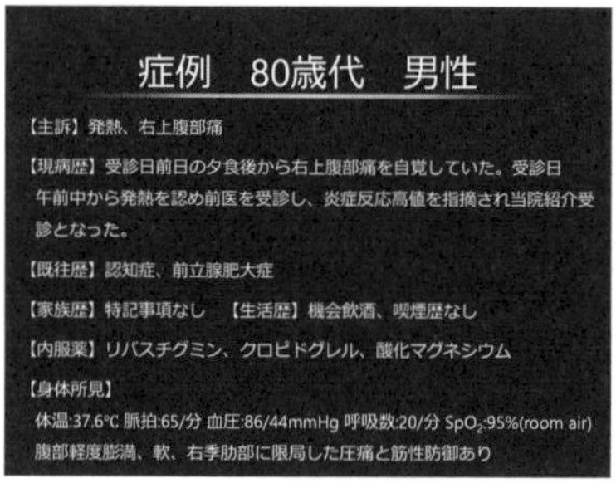

まずは初診時の主訴や病歴、そのほか疾患に関連する情報、バイタルサインや身体所見を記載します。ここは文字の羅列となってしまうのは仕方ないので、見やすいレイアウトに工夫します。

検査結果

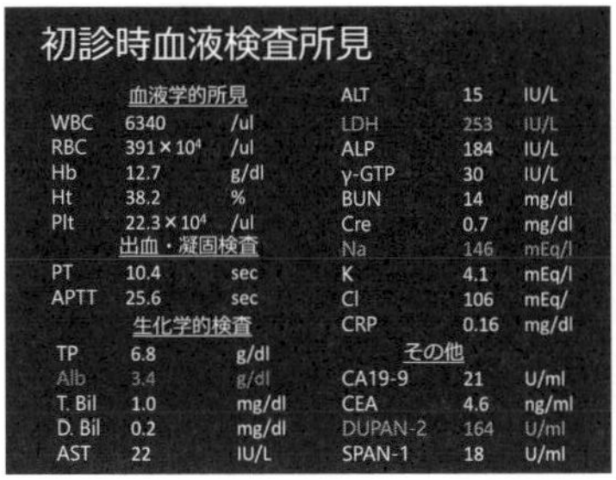

初診時血液検査所見

血液学的所見			ALT	15	IU/L
WBC	6340	/ul	LDH	253	IU/L
RBC	391×10^4	/ul	ALP	184	IU/L
Hb	12.7	g/dl	γ-GTP	30	IU/L
Ht	38.2	%	BUN	14	mg/dl
Plt	22.3×10^4	/ul	Cre	0.7	mg/dl
出血・凝固検査			Na	146	mEq/l
PT	10.4	sec	K	4.1	mEq/l
APTT	25.6	sec	Cl	106	mEq/
生化学的検査			CRP	0.16	mg/dl
TP	6.8	g/dl	その他		
Alb	3.4	g/dl	CA19-9	21	U/ml
T. Bil	1.0	mg/dl	CEA	4.6	ng/ml
D. Bil	0.2	mg/dl	DUPAN-2	164	U/ml
AST	22	IU/L	SPAN-1	18	U/ml

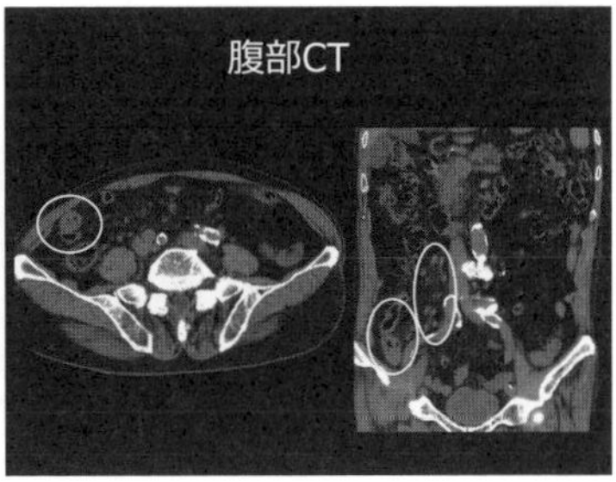

実際に診療するときと同様に、侵襲の少ない検査から時間軸に沿って提示するのが基本です。画像所見がキモとなる場合は、見やすいように大きく提示し、あらかじめ矢印で異常所見が分かりやすくなるように印を付けましょう。どの画像がキモなのかは指導医とよく相談し、提示すべき画像をあらかじめ確認してからスライド作りに取り掛かるとよいでしょう。

最終診断

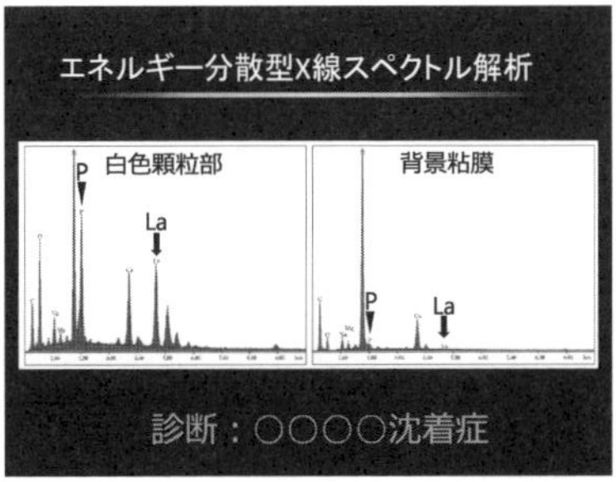

提示した検査結果をもとに、たどり着いた診断名を提示します。

治療経過

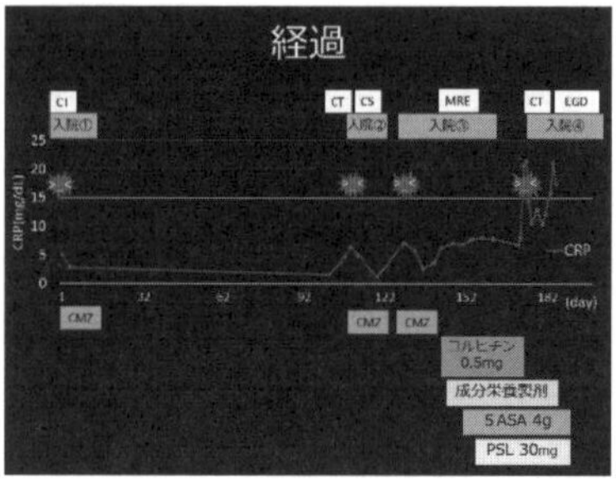

治療後の経過については、文章の羅列ではまったく聴講者には伝わりません。横軸を時間として、治療効果を反映する指標（身体症状なら体温や、Visual Analogue Scale［VAS］などの痛みスケール、各疾患の病勢スコア、採血データならCRPや腫瘍マーカーなど）を並べてグラフのように示します。さらに投薬を横棒でグラフの時間軸に合わせて提示します。経過中に新たなイベントが起きた場合は矢印などで示します。

考察

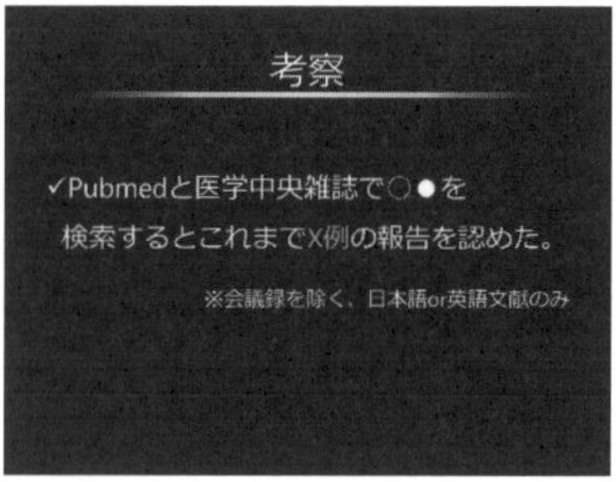

症例に対する考察をします。考察の内容に正解はありません。発表した疾患について過去の報告を参考にしながら、「これまでに分かっていること」を示し、今回の発表がどういった新しい知見つながるかを考

え、それを示します。

● 結語

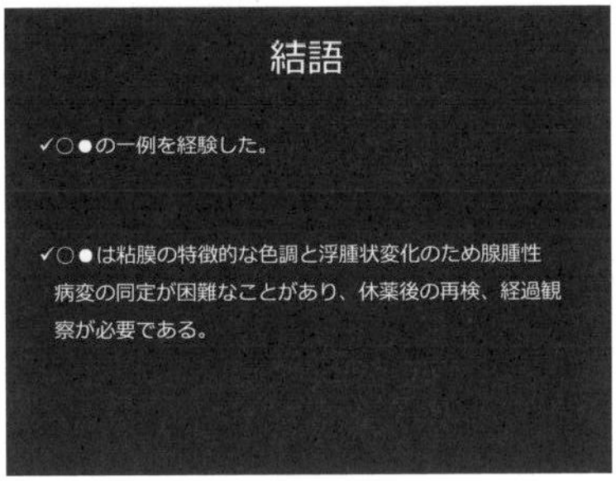

発表した症例を通して共有したいメッセージを書きます。ここが一番気合を入れて書き込むところです。

たまに「まれな○○の1例を経験した」というシンプルな結語を見かけますが、これはいただけません。5分の発表とはいえ、聴講者は数ある演題の中からあなたの演題を聴きたくて来たのです。「私はこんな珍しい症例を経験しました」という自慢のような結語ではなく、今後の診療につながる有用なメッセージを持って帰ってもらうべきです。「○○の1例を経験した」から一歩突っ込んで、「こんな症状には注意が必要である」「こんな治療方法がある」といった具体的なメッセージを盛り込むように心がけましょう。

そのほかに、注意したいポイントを以下に挙げます。

患者さんの個人情報は絶対に載せないこと

患者さんの年齢は詳しくは書かず、「60歳代女性」などと表現しましょう。病歴では2020年12月など具体的な日時は記載せず、20××年と伏せ字で記載します。

注意すべきは画像です。CT画像やエコー画像などのデータには端に患者さんの名前やID、撮影日などが書かれています。こうした情報は必ず削除するようにしましょう。スライドを作っていて、「あとで消そう」と後回しにすると、往々にして忘れがちです。スライドにデータを貼り付けるときに削除する癖をつけるといいでしょう。身体所見として顔写真を載せる場合は個人が特定されないように、必要な部位だけを最小限提示する、あるいは目隠しをする、といった加工をしましょう。

著作権に配慮すること

スライドに図表や写真、イメージなどを使おうと考えたとき、インターネット上で公開されているイラストや論文の図表を流用したいときもあるでしょう。こうしたときは著作権に注意します。著作権とは著作物を利用しようとする人に、著作権者が利用を認めたり禁止したりできる権利のことです。一般的な論文誌の場合、出版社に著作権があります。オープンアクセスと呼ばれるインターネットで無料公開されている論文の著作権は筆者や出版社にありますが、著作権の帰属を表記することで誰でも再利用・改変利用が可能としている場合が多いようです。学会発表などでスライドに用いる際、「引用」であれば著作権法上も許可されています。「引用」とは、他人の文章や図などを、自分の文章中に引いて紹介することを言います。引用は、報道や批評、研究などを目的として自分の著作で他人の著作物の一部を紹介することです。引用は著作権者に許諾を取る必要がありません。ただし、引用と言えるのは、他人の著作物のうちの必要最小限だけです。全文コピペするようなことはもちろん、一部ではあっても不必要に長々とコピペするのは引用とは言いません。また、必ず引用したことが分かるようにして、出典を明示する必要があります。

スライドの背景色は黒にする

これは画像所見がキモとなる発表での話ですが、CTやMRI、腹部超音波、内視鏡写真などの画像の背景は全て黒です。スライドの背景色も黒としておくと、スライドに貼り付けた各種画像が見やすく非常に「映え」ます。スライドの背景色が白ですと、画像をトリミングした端に見える黒線の太さが画像ごとに変わったりするとチラついて発表の邪魔になることがあります。

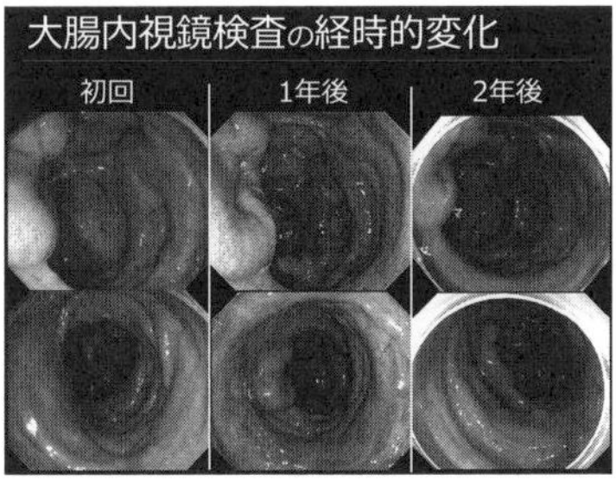

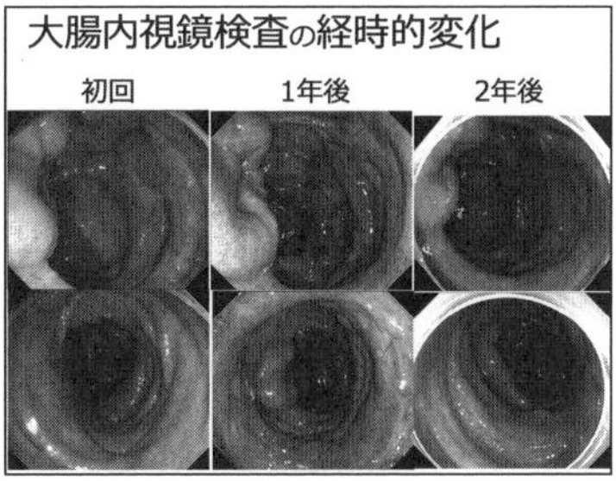

文章の羅列は避ける

どうしても文章の羅列になってしまいがちな「治療経過」スライドですが、疾患の治療経過の指標となる体温などの症状と血液検査の炎症マーカーや腫瘍マーカーを経時的に折れ線グラフで示し、治療内容を棒線で追記することによって、治療経過が視認しやすくなります。

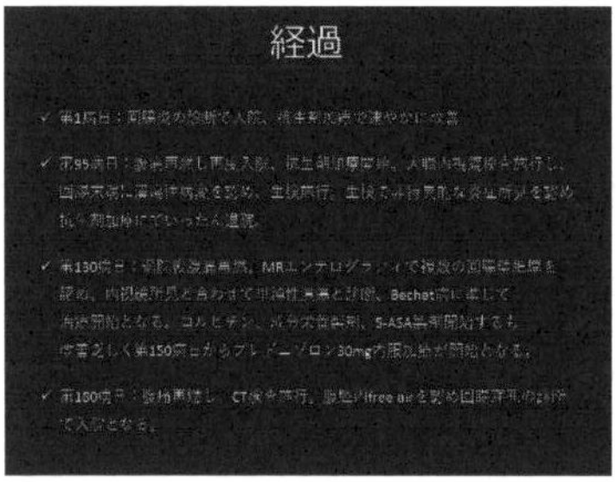

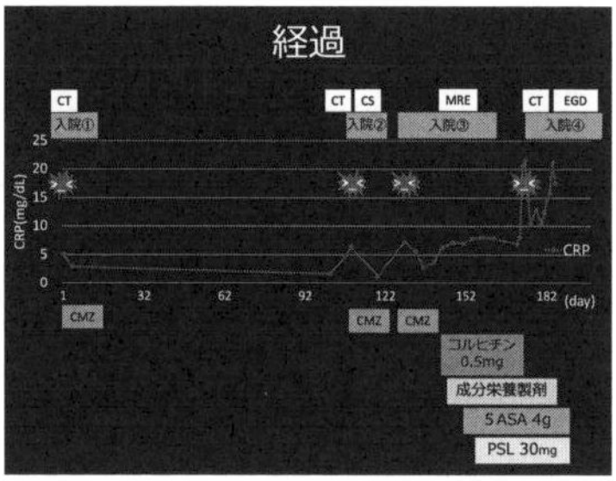

色覚特性（色覚多様性、色覚異常）に配慮した色使い

同じものを見ていても色の感じ方は人それぞれで違います。かつて色盲・色弱と呼ばれていました。男性の20人に1人は赤色や緑色を感じる錐体の機能不全を有するといわれています。赤と緑は見えづらいので、青やオレンジを使い、色数を増やさないようにしましょう。医療者だからこそ、バリアフリーなスライドを作るように心がけたいものです。

そのほかに、過剰なアニメーションは嫌われるでしょうし、最終スライドに「ご清聴ありがとうございました」といったスライドを入れる必要はない、といったことも当然のお作法として知っておくとよいでしょう。

POINT

① プレゼン資料の作り方にはお作法がある。
② 1スライド・1メッセージ。
③ フォントの大きさは18ptで。
④ フォントは、和文はメイリオ、英文はSegoeがいい。
⑤ 単語の途中で改行しないように。
⑥ スライドに使う色の数は少なく、全体で統一を！
⑦ 表紙に発表の日時を入れておくと後の整理に役立つ。
⑧ COI開示は忘れずに。
⑨ 検査結果は時系列で示す。
⑩ 治療経過は視覚的に示そう。
⑪ 考察は役に立つメッセージをシンプルに示そう。
⑫ 患者さんの個人情報は絶対に載せない。
⑬ 画像データにある個人情報は消し忘れないように。
⑭ ネットの画像にも著作権。引用は正しく！

第4章

国内学会発表、いよいよ本番

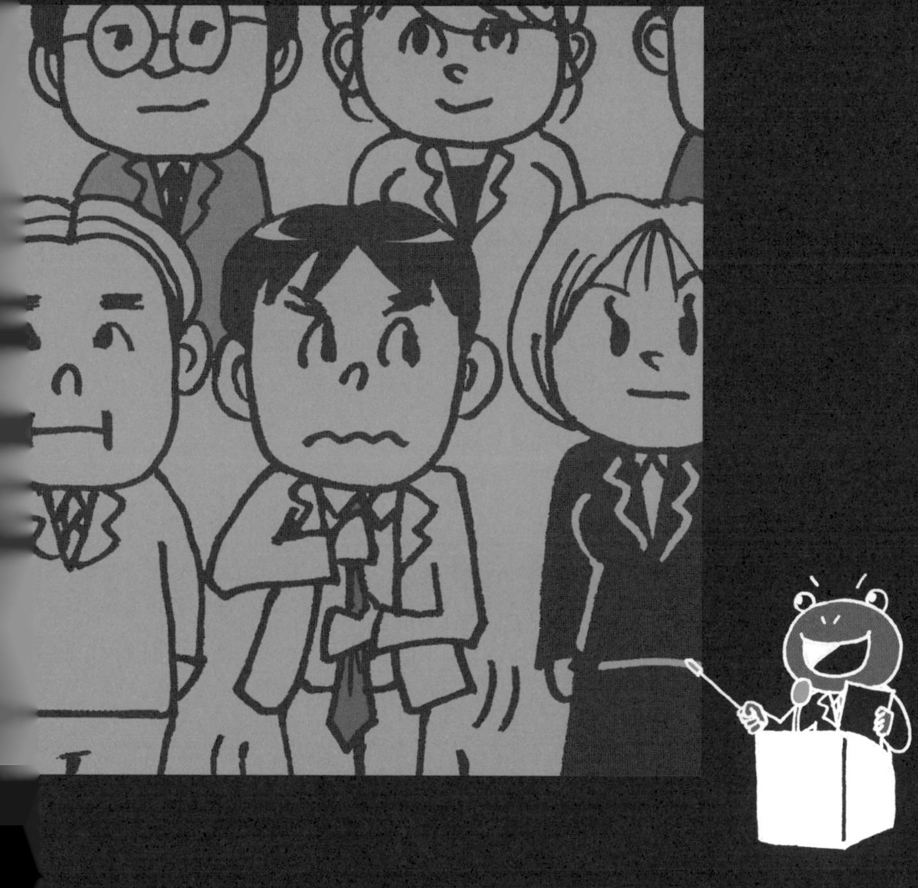

04-01

学会デビューへの道のり

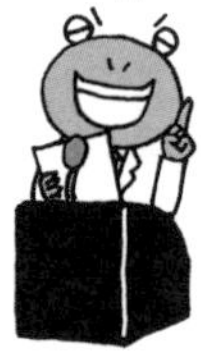

いよいよ学会発表の本番です。これまで、日常診療の忙しい中で、抄録を作成して登録し、上級医からアドバイスを得ながら、その演題についてたくさんの勉強をしてスライドやポスターを準備しました。その成果を発揮しましょう。

プレゼンテーションとは、聴衆に情報を提示して、理解を得るようにするための情報伝達手段の一つと定義されます。なぜ今回の演題を発表することに決めたのか、発表することの意義については、発表準備の段階で上級医とディスカッションしているはずです。今回の発表内容から聴衆に向けてのメッセージを、自分が準備したスライドやポスターを用いて伝える重要な機会ととらえてください。

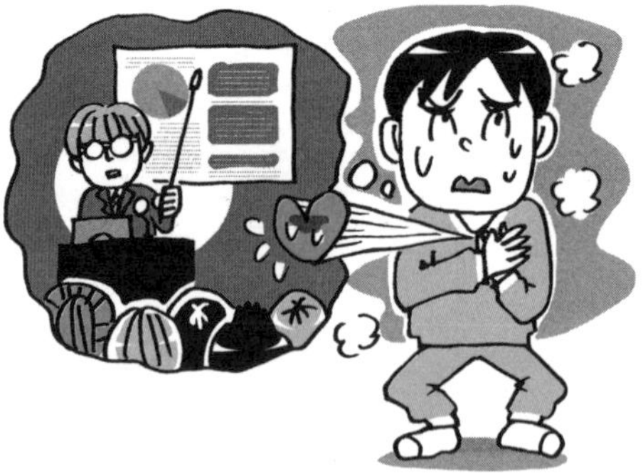

学会という場で発表を行うことを、医師として働き始める以前に経験している人は少ないと思います。ですから、学会発表がどのような雰囲気なのか想像ができず、不安がいっぱいで緊張しているのは皆さん同じです。

この章では、学会発表の実際について、準備から発表方法、また発表後のことについても解説していきたいと思います。

04-02

いざ会場へ！準備はOK？

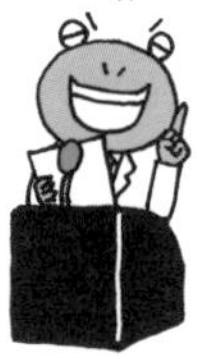

まず、参加学会のホームページや学会から送られてきている学会プログラムに目を通します。そこには学会発表における基本的な注意点が記載されていますので事前確認が必要です。

口演発表の場合、発表用のメディアは、通常はUSBフラッシュメモリまたはCD-Rで受付することが多いです。発表直前まで発表の予行など準備をしたいと思ってPCデスクトップのみにスライドデータを入れていたり、1個のUSBフラッシュメモリにのみ入れて持参した場合には、PCが壊れたり、(あってはいけませんが) USBフラッシュメモリを紛失した場合に、発表ができなくなってしまいます。必ず複数の方法でスライドデータを保存して持参されることをオススメします。USBフラッシュ

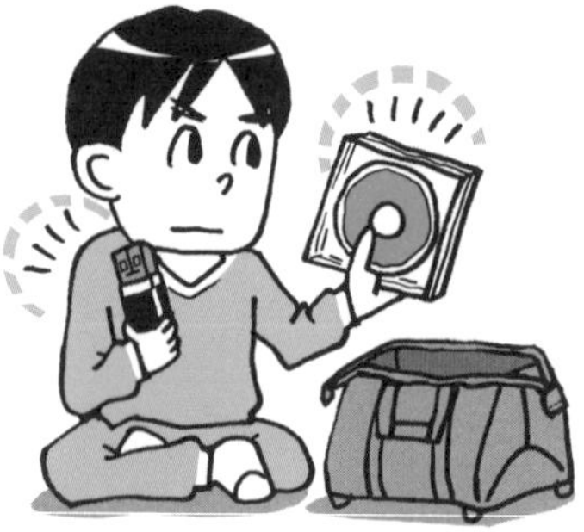

メモリ2つに保存、もしくはUSBフラッシュメモリ＋CD-Rでもかまいません。そのほかクラウドにスライドデータを保存しておく方法も、ネット環境があれば現地でデータをダウンロードできるので、いざというときに便利かもしれません。

動画や音声を含むデータの発表やMacintoshで作成したデータは、自身のパソコンを持参しなければならない場合が多く、これも学会ホームページやプログラムで事前に確認しましょう。自身のパソコンを持参する場合もトラブルに備えて、バックアップメディアは準備しておきます。

ポスター発表の場合は、作成したポスターを忘れずに持参することだけです。会場までの道中も置き忘れしないように気を付けてください。ポスターを大判の一枚刷りで作った場合はポスターケースに入れて持ち歩くとよいでしょう。A4用紙に1枚ずつスライドを印刷したものを貼る場合は、折れ曲がったりしないようにクリアファイルに入れて持ち歩くとよいでしょう。

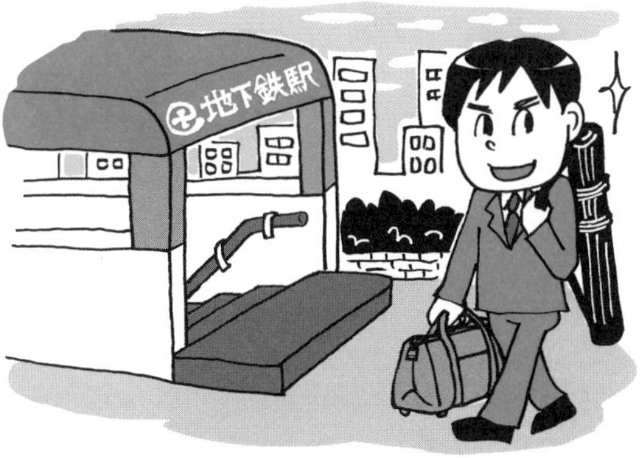

近年ではデジタルポスター発表も増えてきました。デジタルポスター発表は大きな会場を仕切りで区分けした小ブース内で口演発表する様式ですので、準備は口演発表の場合と同じです。

国内の学会は、現時点では、大多数がスーツか、それに準ずるフォーマルな服装で参加します。たとえ発表しない場合でも同じです。学会は社交的な場であり、目上の方にも失礼のない服装で臨むことが好ましいでしょう。季節によってはクールビズで軽装化していたり、また海外の学会では比較的カジュアルな服装で参加している人も見受けられます。今後は服装については変化してくるかもしれません。

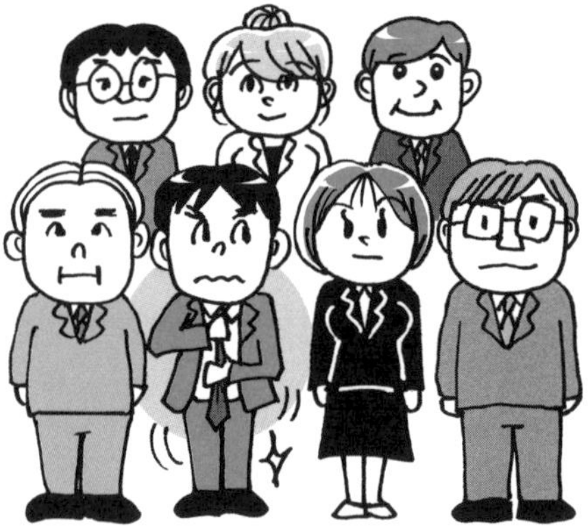

学会場は初めての場所の事が多いので道に迷うこともありますし、天候や交通トラブルなど当日の想定外の出来事も起こり得ます。早めに会場に到着できるように行動するべきです。

学会会場に到着したら、まずは総合案内の隣にある受付会場で参加受付を行います。研修医の場合には、勤務している病院で証明書にサインをしてもらった書類を提出することで参加費が免除される場合もありますので、事前に学会のホームページを確認しておきましょう。

学会の規模によって、会場の広さは様々です。例えば、地方会であれば、一つの建物で数会場に分かれて開催されますが、全国学会になると複数の建物に分かれて十数会場設定されている場合もあります。さらに複数の建物間はシャトルバス移動が必要な状況のこともあります。自分がどの会場で発表を行うのか、事前に学会プログラムで把握しておき、早めに学会会場に到着して、一度自分の発表会場を確認しておくことをオススメします。

口演発表データはPC受付でスライドデータの登録を行います。データの受付時間は、発表の何時間前までに受付を済ませることと各学会のプログラムに記載されていますので、必ず確認しておきましょう。学会発表にまだ不慣れなときは、発表直前に慌てないように早めに発表データ受付を済ませた方が無難です。学会の2日目以降の発表データも、前日から事前受付してくれることが多いです。PC受付では、発表スライドを試写することができます。また、学会スタッフが壇上でのスライド操作について説明してくれます。実際に発表スライドを操作して、フォントがおかしくなっていないか、変なところで改行になっていないかなど確認しましょう。

ポスター発表の場合は、ポスター発表の受付を済ませて、事前に指定されたポスター貼付時間内に、指定された場所にポスターを掲示します。掲示用画鋲は学会で準備されています。

自分の発表会場には、発表セッションの始まりから余裕を持って着席しておきましょう。座長や学会スタッフから演題削除や発表順番の変更など急な変更事項の連絡が入る場合があります。また、同セッションでは自分の発表に似た内容が発表されることが多いため、座長と発表者および聴衆とのやりとりは、自分の発表時の参考になるので、セッションの始まりから参加しておくことが望ましいです。

口演発表の発表会場は、通常、壇上向かって右側に座長席があり、左側に発表演台が設置されています。発表演台の手前に、次演者席が準備されているので、自分の前演者が口演を開始したら、速やかに次演者席に着席します。発表の時には、念のために準備した読み原稿や想定問答集など手持ち紙資料を持ち込むことは可能です。お守りとして手元に持っておきましょう。

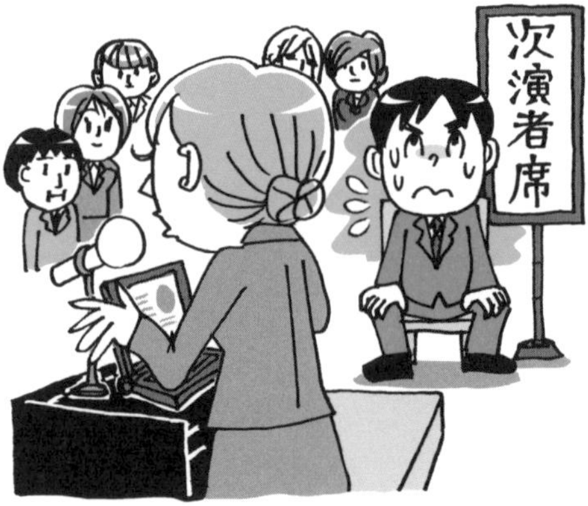

あとは、深呼吸して自分の順番が来るのを待つのみです。ここまで準備してきた成果を発揮しましょう！

ポスター発表の場合は、発表時間の頃にはポスター会場は大勢の人で溢れており、身動きが取れない状況になっていることもありますので、早めに自分のポスターの場所にたどり着いておく方が安全です。ポスター発表方法は発表形式によって異なり、大きくはフリーディスカッション方式と座長方式があります。現時点の国内学会では、座長方式のポスター発表が多いです（この章ではポスター発表については主に座長方式について述べています。フリーディスカッション方式については、国際学会の章を参照してください）。

フリーディスカッション方式の場合には、事前に学会参加者がポスターを閲覧しており、指定の時間に自分のポスター前に立ち、閲覧者から質問を受け付けます。

座長方式の場合には、口演発表と同様に座長の進行のもとで、順番にポスターを指し示しながら発表します。自分のポスター前で待ち構えて、順番が来たらマイクと指し棒をもらって、いざ発表です！

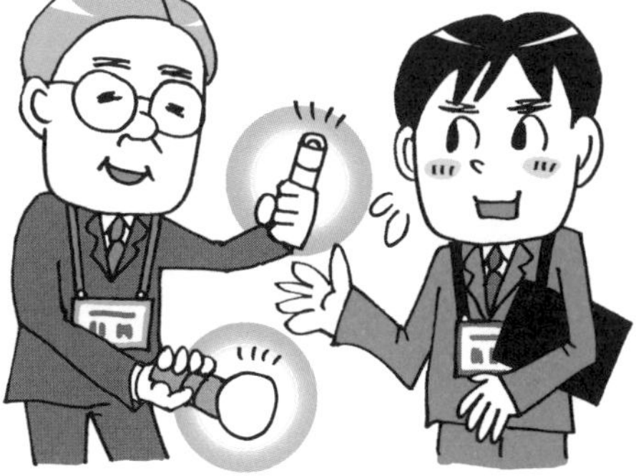

04-03

いよいよ発表だ！

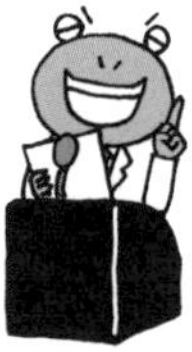

口演発表では、前演者が降壇したら、入れ替わるように登壇して発表演台に着きます。発表演台には、備え付けPCとマイク、レーザーポインターが用意されています。マイクに声が通りやすいように、利き手逆側（右利きなら左手）でマイクを持って発表することがオススメです。レーザーポインターを使用する場合には、利き手側に準備しておき、スライドで強調したい要所や画像のポイントなどに絞って使用します。

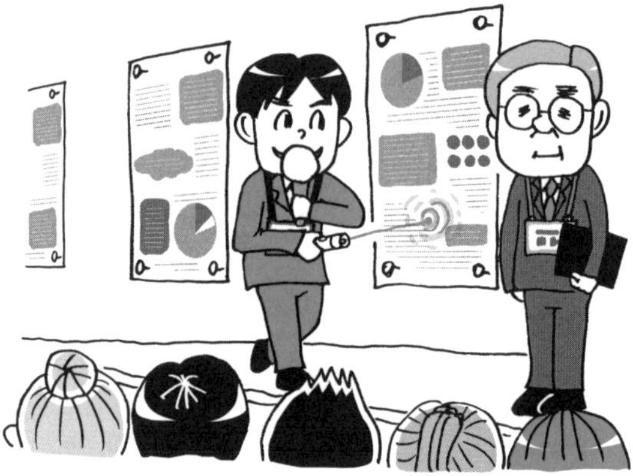

発表には必ず発表時間と質疑応答時間が設定されています。予行演習の時点で必ず時間配分を確認して、練習を行っているはずです。この発表時間は厳守です。学会はあなただけの場所ではありません。

発表時間を超過することは、聴衆の時間を奪うことになります。たとえ少しの超過でも、そのことによって、その後の他の発表者の質疑応答時間短縮などに影響を生じ得ることを自覚してください。

発表演台の上に、計時装置が設置されています。発表時間中は緑色ランプが点灯しており、発表時間終了の1分前（学会によっては30秒前）に黄色ランプ、終了時に赤色ランプが点灯するよう設定されています。計時装置の時間設定については、学会プログラムやPC受付会場で説明されていることが多いので、自分で確認しておきましょう。黄色ランプが点灯した時点で、大概の場合は、考察や結論を述べる段階に達しているはずですが、大幅に発表スライドが残っているような場合には、最悪、肝心のまとめのスライドの説明を割愛せざるを得ないこともあります。そのような事態が生じないように、予行演習の時から発表時間を意識して準備しておきます。座長方式のポスター発表の場合も、発表時間が決められています。計時装置がない代わりに、学会スタッフが時間計測してベルで知らせてくれますので、時間厳守で発表しましょう。

座長が、演題名および発表演者の紹介をしてくれますので、自分で演題名や自己紹介をする必要はありません。座長からの紹介が終わったら、スライドの冒頭から発表を始めます。

せっかく準備してきているのですから、手元の読み原稿ばかり見るのではなく、なるべく顔を上げて、スライドの方を見つつ、時に聴衆側へ視線を送りながら発表しましょう。そうはいっても、学会発表に慣れるまでは緊張で頭の中は真っ白状態になってしまうことは、上級医も経験済みです。困ったときには念のために持参した読み原稿を見て発表しても、全く問題はありません。経験を積むことで、だんだんにスライドを見ながら聴衆に向けて発表できるようになるのです。

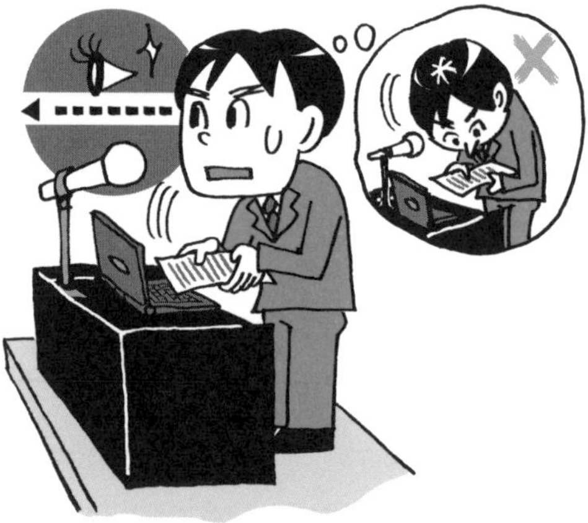

ここで注意点ですが、発表演台には小さなライトがついてはいるものの、発表会場内は全体的に暗いため、読み原稿は見えにくいことを知っておいてください。特に初めての学会の時には真っ暗なことに慌ててしまいます。ですので、読み原稿や想定問答集はあくまでお守りであり、基本的にはセリフは暗記して発表に臨むことをオススメします。暗記が苦手な人は、要所をスライド内に記載しておくことで、多くの場合は対応できると思います。

発表の時には必ずマイクがありますので、大声を出す必要はありませんが、聴衆が聞き取りやすいように、はっきりとした発語を心がけましょう。自信がないとだんだんと声が小さくなったり、マイクから離れてしまい声が拾えなくなり、せっかくの発表が聴衆に届かない場面を見かけます。これは本当に残念！　この発表を通して、このことを聴衆に伝えたい！という意気込みで発表すると、聴衆にも好印象で皆さん真剣に発表を聴いてくれます。頑張りましょう。

声の速度は緊張していると早口になる場合が多いと思います。深呼吸して一旦落ち着いてみてください。ポスター発表の場合には、マイクがないときもありますが、比較的近距離で発表演者と聴衆が対面していますので、落ち着いてはっきりと話せば、問題はありません。

発表が終わったら、「（発表は）以上です」とはっきり述べます。その言葉を合図に座長が発表終了と判断し、その後の質疑応答へと移っていきます。「ご清聴ありがとうございました」と述べる方もいらっしゃいますが、学会発表においては基本的にこのフレーズは不要です。

POINT

① マイクは利き手逆側に持って話しましょう。
② 発表は時間厳守で！
③ 発表演題に置いてあるランプを時間の目安にしよう。
④ 予行演習では発表時間を意識して練習しよう。
⑤ できるだけ顔を上げて発表しよう！
⑥ 発表スライドに要点を記載しておこう。
⑦ はっきりとした発語を心得よう！
⑧ 発表が終わったら「以上です」と締めくくろう。

04-04

質問が来た…どうする？

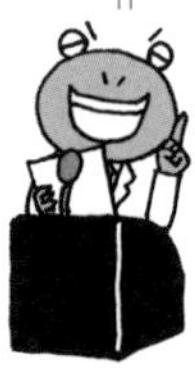

スライドの発表は、事前にしっかり準備をして臨めばよいですが、質疑応答はどのような質問が来るか分からないので、誰でも不安はあります。学会発表に不慣れな間は、発表内容から質問されそうな項目を挙げた想定問答集を準備し、質疑応答に臨むことをオススメします。想定質問は、上級医や教授（院長や部長）と行った予行演習のときに質問された内容や、過去に同様の症例報告や研究結果について書かれた論文などを参考に作成します。

質疑応答は、座長がその場を仕切ります。質問のある聴衆が挙手し、座長に指名された人が会場内に設置されたマイクに移動して質問します。質問内容に対しては、ショートセンテンスで返答するのがかっこいいです。たくさん勉強してきたので、自分の知識を述べたい気持ちも分かりますが、質問の内容と逸れてしまうと聴衆には伝わりにくくなるので要注意です。

緊張していると質問内容が聞き取れなかったり、一度では理解できない場合があります。質問者が一度に複数個の質問をすることがあり、そのようなときは特に分からなくなります。その時には、恥ずかしがらずに質問内容を再確認しても問題はありません。「聞き取れなかったので、もう一度、質問内容を教えていただいてよろしいですか」。議論することが大切なのです。聞き直すことは恥ずかしいことではありません。

質問に対する回答が分からないとき、小声であいまいな返答をしがちですが、そのような場合でもはっきりと答えましょう。はっきりと正確な回答が分からなくても質問内容から大きく外れなければ、文献的考察を踏まえた自分の意見を端的に述べることは、質疑応答が有意義になるので個人的には良いと思います。

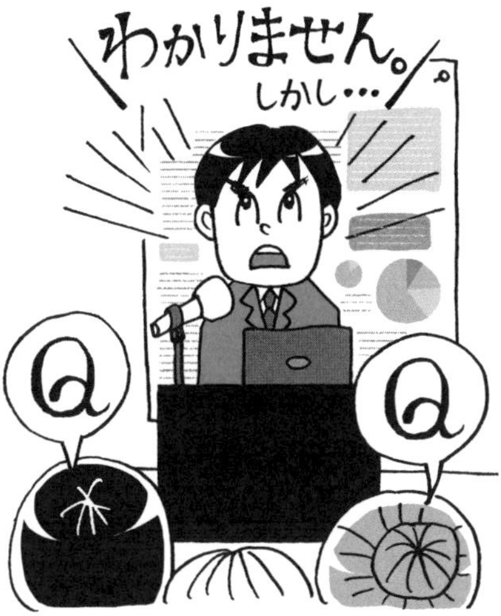

残念ながら全く返答ができない状況の時には、今後の展望を述べて終わることも多いです。「分かりません。しかし、自分が調べた文献では○○という報告もありましたので△△の可能性はあると思います」「その件については、今回は調べられていません。今後、検討を行いたいと思います」。こう回答せざるを得ないことがありますが、これも恥ずかしいことではありません。むしろチャンスです。他の先生が疑問に思うこと、それは診療に役に立つ重要なことなのです。次の発表のネタになる

と考えるとよいでしょう。

あまりに難しい質問で答えられないときには、共同演者の上級医が聴衆側から助けてくれることがあります。だからといって、はじめから上級医に頼るつもりではいけません。質疑応答も自分で乗り切る勢いで、しっかり準備して臨みましょう。

POINT

① 質問を想定して準備をしておこう！

② 返答はシンプルに。

③ 質問が聞き取れなかったり理解できなかったときは、恥ずかしがらずに「もう一度お願いします」。

④ 分からないときは「(その点は) 分かりません」。

⑤ 会場からの質問は次のネタになる。

⑥ 上級医が助けてくれるかもしれないけれど、頼ってはいけません。

COLUMN

これさえあれば学会もコワクナイ？
～質疑応答　虎の巻～

学会参加経験を重ねてくると次第に実感するようになると思いますが、よくされる質問は似通っていることが多いものです。研修医向けの学会対策として、症例報告に関する質疑応答について述べてみたいと思います。

私は研修医の学会発表を指導する時に、想定問答集を作ることを勧めています。最低で20問、できれば30～40問は作りたいものです（昔、自分自身がシンポジウムの発表をする前に100問近く想定質問を練った記憶もあります）。そしてそのQ&Aを暗記するくらいに何度も読み込めば、大抵の質問には答えられるようになります。仮に想定質問通りでなくとも、答えを少しアレンジするだけで大抵の質問に回答できるでしょう。

ではどのように想定問答を作ればよいでしょうか？ 上司から聞かれたことや院内の発表練習で受けた質問は必ず押さえておきます。本番でも聞かれる可能性は高いでしょう。

類似の症例報告（和文、英文とも）をチェックしておき、その報告の考察で話題となっている点も押さえておきたいですね。

最新のガイドラインと照らし合わせ、発表した症例に特徴的な経過は暗記し、その点について様々な質問に答えられるようにしておきましょう。それこそがその症例を発表テーマに選んだ根拠でもあるのですから。

学会当日に、他者の発表で類似の症例があれば進んで聴きに行きましょう。自分の発表セッションより前のセッションでの発表や前日の発表であれば、その発表で交わされた質問を参考にして事前準備する時間はあるはずです。

ここからは一般的によくある具体的な質問例です。

ある疾患を有した患者Aについての発表をした際に、質問のされ方は大きく分けて2つです。

1） 一般的な質問

発表が希少な疾患に関するものであれば、聴衆はその疾患について十分知らないので、疾患そのものに関する質問をされるでしょう。

具体例　発生頻度、好発年齢、性差、危険因子は？

なお、例えば糖尿病性ケトアシドーシス（DKA）のようにありふれたものであれば、聴講者はよく知っているため、疾患概念が話題となることはほとんどありません。学会が専門的になるにつれてその傾向は強まります。

一方でDKAのようなコモンな病態をテーマとしているとき、DKAと他の病態（状態）を掛け合わせた質問をされることがあります。例えば超高齢者のDKAであれば、超高齢者のDKAに関する疫学、リスク因子などです。

具体例　超高齢者がDKAになった場合の注意点は？
診断におけるピットフォールは？

2） 患者Aにまつわる質問

よくある疾患が予想外の転帰をたどったという内容の発表であれば、聴講者はその患者Aそのものに関心を持ちます。患者Aについて知っているのは発表者であるあなたと、共同演者である上司など限られた人のみ。だからこそ、事前に聞かれそうな内容はよく把握しておくことが必要です。

具体例　主訴からその疾患を疑った理由は？
鑑別疾患を網羅しているか？

患者の基礎疾患は今回の疾患と関連はないか？

家族歴は疾患と関連が深いか？

発症時期はいつか？ その根拠は？ 何が発症の誘因となったか？

診断のために施行した検査の選択は妥当か？

（軽微であっても）検査異常の原因の説明はつくか？

治療終了は何をもって判断したのか？

退院可能とした根拠は合理的か？

退院後のフォローアップ中の経過は？

（検査の有無、薬剤の増減や追加、増悪の有無。退院間もなければ今後予想される経過）

発表内容から主訴やプロブレムリストの説明がつくか？

個々のプロブレムリストは有機的につながったものか？

なお、分野や診療科によってよくされる質問は異なることでしょう。指導医や同僚からアドバイスをもらい、症例に合った想定問答集を作りましょう。

また、「本来○○は△△のはずですが、患者Aは××の症状を示していました。これについて先生のご意見をお聞かせください」という質問を受けることがあります。聴講者は、典型的でない病歴について、それを今後診療にどう生かしたらよいかを理解するため、発表者の考察を聞きたいと思っているのです。検査データなど客観的な情報について聞かれ、その情報を持ち合わせていないときには正直に「その検査はしていません」と答えるわけですが（そう答えるしかないですし）、「先生はどう考えていますか？」と問われたときに、「なぜでしょう？」「わかりません」と答えるのはちょっとバツが悪いですよね。

特に典型的でない病歴の部分は絶好の突っ込みどころ満載です。完璧な回答が難しいとしても、多少なりとも自分の考えが述べられるように、しっかりと調べ、理論武装し、Q&Aのシミュレーションをしておくとよいでしょう。（藤川）

04-05

ちょっと待って。降壇してからも大切

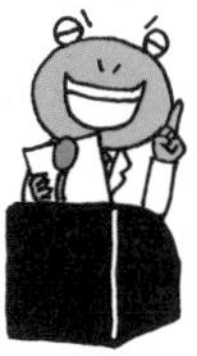

質疑応答が終了すると、座長から「〇〇先生、ありがとうございました」など、発表の終了の合図が入りますので、口演発表の場合には発表演台から降壇します。また座長方式のポスター発表の場合には、マイクや指し棒を次の発表演者に手渡しましょう。

自分の発表が終わると、緊張から一気に解放された感覚になりますが、次の演者の発表が始まっていますので、静かに速やかに会場内の席に戻ります。特別な用事がない限りは、同じセッションが終了するまで聴講するのがマナーです。自分の発表が終わると過度な緊張もほぐれて、他の演者の発表を集中して聴くことができると思います。前にも述べましたが、同じセッションということは自分が発表した内容と同系統の症例報告や研究内容について報告されていることが多いので、そこで得た知識を今後の自分の症例検討や研究に発展させることができます。

聴講していて疑問に感じたことは恥ずかしがらずに、質疑応答の時に自ら挙手して質問しましょう。学会に行ったら、自分の発表だけでなく、一つは質問して帰るように、と上級医に言われたものです。座長の立場から見ても、聴衆側から質問が出る方が、議論が盛り上がってうれしい限りです。

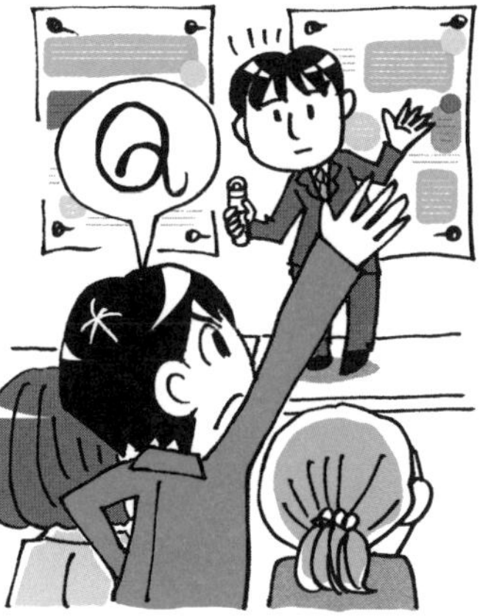

POINT

① 発表が終われば解放感、でもすぐに自席に戻ろう。

② 同じセッションは全て聴講するのがマナー。

③ 同じセッションの発表は自分の役にも立つ。

④ 疑問や質問があれば、恥ずかしがらずに質問しよう。

04-06

帰宅してから（反省、他の学会に、論文に）

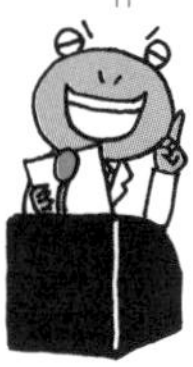

学会が終わったら、発表スライドの準備が予定通り順調だったか、発表が上手にできたか、質疑応答が的確に対応できたかなど、上級医と振り返り、今後の学会発表への反省点、改善点を検討します。はじめから順調な学会デビューができる人はほとんどいませんので、落ち込む必要はありません。学会発表は医師人生の中で何度も経験していくことです。学会準備も発表も徐々に上達していくので、反省を生かして再トライです。

また、発表が終了したこと自体に満足し、ほっと一息して終了してしまうことが多いですが、頑張ってきた成果を学会発表だけで終わらせるのはもったいない。質疑応答の時にどんな質問が来ましたか。聴衆から質問が来るということは、あなたの発表がそれだけ興味ある内容だったという証拠です。学会で得た知識や情報を追加して、次のステップの論文作成に進みましょう。論文にすることで、その学会に参加していた人だけでなく、全国、全世界に向けて、学会で発表した情報を発信することができます。

せっかく論文作成するなら、英語論文に挑戦しましょう。英語論文執筆の虎の巻は、第6章を参考にしてみてください。

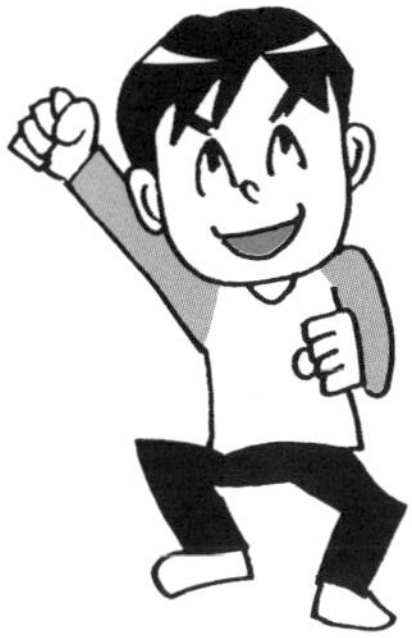

POINT

① 学会後は上級医と一緒に発表の振り返りを。

② 学会発表はこれから何度もある。

③ 反省を生かして再度トライ！

④ 頑張った成果は学会発表だけでなく論文化も！

COLUMN

「さあ打ち上げだ！」会場手配のコツ

皆さんは宴会がお好きでしょうか？ 学生時代、サークルで宴会をする機会は多かったでしょうか？ 大学病院で宴会に誘われたこともあるでしょう。学会期間中の夜にも宴会は企画されます。そこは旅先であり、職場の近くで催される宴会とはひと味違います。仕事から、病院から離れることのできる開放的なひとときです。

よく企画されるのは学会初日や2日目の夜で、病院や医局からの参加者数が多くなる日です。勤務している病院から学会に参加している同僚や上司と宴会を催すことが多いのですが、時に入局している大学医局の医師らで集まる同窓会のような宴会もありますし、以前一緒に働いていた先生たちと集うこともあるでしょう。

幹事として宴会が好きな指導医が適当な（自分好みの？）店を予約する場合もありますし、「4名でどこか店を予約しておいて」と指導医や上級医から頼まれることもあるかもしれません。

宴会の場では、普段の勤務のことから日常生活のことまで話題にして普段ゆっくり話す機会のない先生とコミュニケーションできる良い機会だろうと思います。

その日、学会発表をしたのであれば反省会、明日発表であれば「こういうところに気を付けよう」といったアドバイスが話題となるでしょう。

発表を終えて宴会に臨むならお疲れ様気分でよりリラックスできるかもしれませんが、翌日以降に発表を控えているのであれば飲みすぎることは避けなければなりません。私が研修医だった頃、翌日に発表を控えているときの宴会は飲みすぎないように、あるところで切り上げてホテルへ戻り、一人で予行練習を繰り返していたことを思い出します。あ、発表が終わったからといっても飲みすぎはいけませんよ。学会の聴講に支障が出てはいけませんからね（笑）。

（本稿を執筆した2020年12月時点では、多人数での会食は非常に難しい状況です。事態が好転し、以前の日常に戻り、こうした宴会が開催できるようになることを祈っています）

（藤川）

COLUMN

Zoomで学会発表！　さあどうする？

2020年12月現在、新型コロナウイルスが流行しており、診療体制のみならず日常生活に変化が求められています。その中で利用が広がっているのが、SkypeやZoomに代表されるビデオ通話、ビデオ会議システムです。医師になって参加するビデオ会議はどういったものがあるでしょうか。学会や説明会の聴講、学会発表、他院との各種会議やミーティングなどが挙げられます。聞くことがメインである学会講演の聴講はこちら側の音声や画像を送る必要がないので、通信さえできれば大きな問題にはなりません（仮に失敗しても講演を聞けないだけです）。

しかし重要なミーティング、一生懸命準備した学会発表の本番など、肝心なときに音声も映像もつながらないとなったら目も当てられません。確実につながるようにしておかなければなりません。ビデオ会議で遭遇しやすいトラブルを、筆者の体験も踏まえて紹介します。

通信が不安定：ビデオ会議のデータ通信量は多いので、スマホのような携帯端末では音声が遅延したり画像が乱れたり途切れたりするかもしれません。あらかじめ高速、大量通信可能なWi-Fi回線を確保しましょう。

OSやソフトのアップデートが始まる：大事な会議や学会発表の際に、途中でアップデートが始まってしまい、最後にパソコンやソフトの再起動を求められてしまう場合があります。最新の状態となっていることを事前に確認しましょう。

背景：カメラに映る自分の背景には気をつけましょう。本棚が散らかっていたり、服がかかっていたりするかもしれません。私はいつも接続する直前、カメラを確認するときになって慌てて片付けています。デスクの周りに他人に見せるべきでないものは置かないようにしましょう（普段からきれいにしておけばよいのですが……私だけ？）。詳細までは判読できないかもしれませんが患者情報の含まれる書類を貼ったりしていれば外しておきましょう。

音声の大きさ：自分の声が小さすぎて相手に聞こえない場合があるので、同僚や指導医に協力してもらって、どのくらいの声の大きさで話すとよいのか事前に確認しておくとよいでしょう。ビデオ会議は、意外に周囲の声を拾ってしまうので、会議の時間帯に医局に多数の同僚が在室するならば、別の場所を確保するか、ヘッドセットやマイク付きイヤホンを使いましょう。ビデオ会議で講演を聞くだけのようなときはミュート機能をonにしていることが多いと思います。自分が話をしなければいけないとき、ミュートの解除を忘れないようにしましょう。周囲の音を拾ってしまって会議の邪魔にならないように、話し終わったらミュートにするとよい場合もあります。

カメラのアングルと明るさ：パソコン内蔵のカメラだと顔が近すぎたり角度が下からだったりするかもしれません。また、部屋の照明の位置によっては顔が明るくなりすぎたり暗くて見えなくなったりするので注意します。

　慣れるまでは準備・リハーサルが重要です。新型コロナウイルスの影響で学会に行けなかったり、人と会うことができなかったりとストレスが溜まりやすいですね。ビデオ会議システムのおかげで、家や職場にいながら学会参加が可能になりましたし、遠くの友人と顔を合わせることができるようになりました。面会禁止の病院では、ビデオ通話によって面会ができるように配慮されているところもあります。うまく活用していきたいものですね。

（三豊総合病院内科　中本健太）

第5章

海外学会で発表だ！

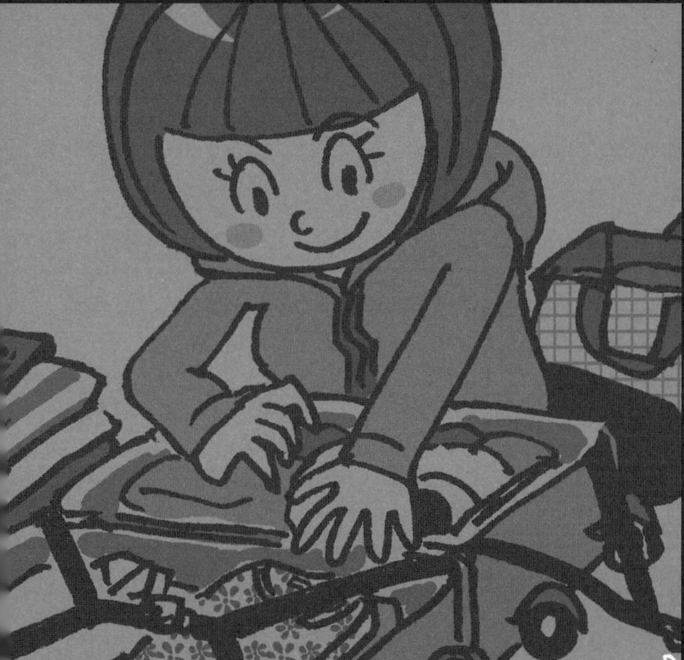

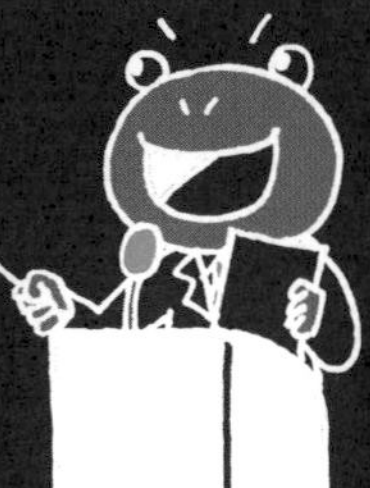

05-01

研修医で国際学会デビュー（これぞアカデミック活動）

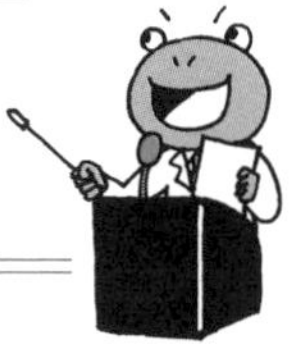

国際学会と聞くと、どこか遠い異国の地で催される祭りのように聞こえるでしょうか？

海外旅行で外国の雰囲気を楽しんだことはあるかもしれませんが、仕事で外国に行く経験をした人はまだ少ないでしょう。皆さんが研修医になったばかりだと国内の学会に参加したことすらないかもしれません。（国内の学会は第3、4章参照）

こんな状態で国際学会に参加することは「無謀じゃん？」という声が

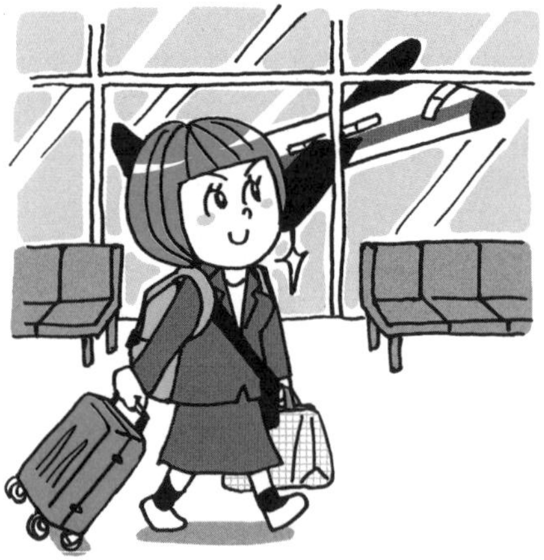

聞こえてきそうです。

もちろんそれなりの準備は必要ですが、分野や学会の種類を選べばそれほど難しいことではありません。

将来、専門分野に進めば、その専門分野におけるエキスパートたちと学会で討論し合う場面がやってくるかもしれません。その際の学会は、専門特化した、その分野の専門医だけが集まる学会になることでしょう。基礎研究から、疫学、治療まで、専門特化したテーマしか話題になりません。

その前に、幅広い分野の医師たちが集う大きな学会で国際学会デビューをしておくことは、医師としての基本を形作り、広い視点を持ち続けるための最初の一歩としてあなたの将来の糧になること、間違いありません。この章では国際学会の準備や参加において国内の学会と異なることや学会の雰囲気などについて私の経験した範囲で述べたいと思います。

POINT

① 国際学会、はじめの一歩は幅広い分野の医師が集う学会もよし。

② 国際学会なんて「無謀じゃん?」なんてことはない。

05-02

あなたの英語は大丈夫？

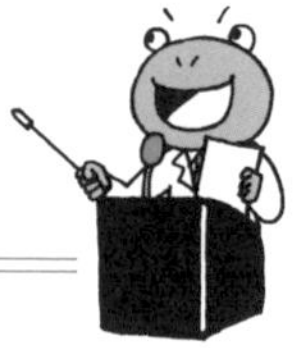

国際学会で使用される言語は基本的に英語です。特に医学の最新情報はまだまだ英語によるものが中心であり、どの分野に進むにしても医学英語は必要不可欠です。

皆さんは英会話の経験はいかがでしょうか？ 学生時代に英会話や海外旅行で会話をしたことがある人はいるでしょうが、医学英語に特化して訓練した人はそう多くないでしょう。

医学英語で会話を成立させる、と聞くと難しいことのように思うかも

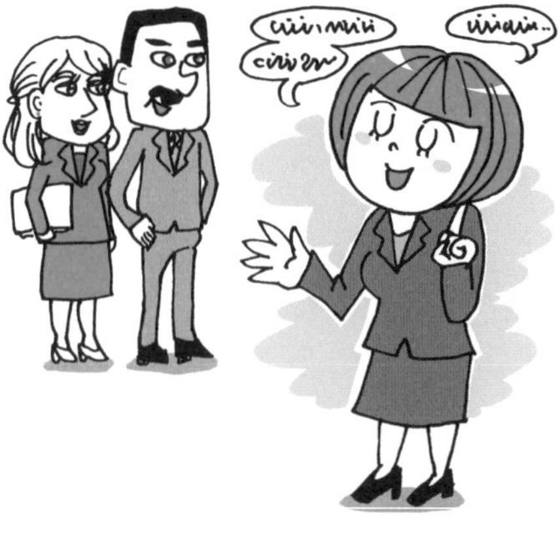

しれません。しかし、これは科学英語全般に言えることですが、医学英語は特殊な文語的表現、まわりくどい表現を使う必要もなく、ごく基本的な文章で会話することで十分だと思います。

準備のためには英語を話すこと、聞くことを同時に練習するのがよいでしょうが、ネイティブスピーカーと医学英語で会話をする機会はそう多くないと思います。

となるとリスニングとスピーキングを分けて対策を立てる必要があります。

まずリスニングです。医学英語のリスニング教材が書店で販売しているようですが、私は購入したことはありません。今ではインターネットを通じて医学英語の素材は数多く入手することができます。下記に医学英語のリスニングに適した素材を記します。

医療をテーマにしたドラマ

臨場感あふれる医学用語が交じった日常会話を聞きたいなら、米国の人気ドラマがオススメです。

「ER」：シカゴにあるカウンティ総合病院の救急救命室（ER）で働く医師や看護師たちの日常を描いたドラマ、文字通りERのシーンが多い。
「Dr. HOUSE」：主人公のハウスと診断チームが、他の医師が解明できなかった疾患を解明していく姿を描く医療ドラマ。診断が主体でありカンファレンスのシーンも多い。

「グレイズアナトミー」：シアトルの病院に勤務する外科研修医たちの日常を描いたドラマ。

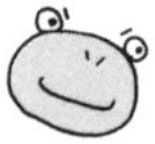

医学雑誌のPodcast（ポッドキャスト）

最新記事の概要をPodcast（ポッドキャスト）で聴くことができます。医療トピックのチェックも兼ねることができて一石二鳥です。

「The New England Journal of Medicine」：オーディオサマリーと筆者インタビューがあります。言わずと知れた臨床最高峰の医学雑誌。医学英単語は他の雑誌同様、知らない分野のトピックであれば分かりにくい場合はあるが、ゆっくりと明瞭に解説してくれるので初心者向けとも言えます。この速さについていけなければ正直、国際学会の討論は厳しいかもしれません。

The New England Journal of Medicine Audio Summary
https://www.nejm.org/multimedia/audio-summary

「The Lancet」：The Lancetおよびその姉妹誌にはAudio Archiveがあります。The Lancetはほかに「Child & Adolescent Health」「Diabetes & Endocrinology」「Digital Heath」「Gastroenterology & Hepatology」「Global Health」「Haematology」「HIV」「Infectious Diseases」「Neurology」「Oncology」「Planetary Health」「Psychiatry」「Public Health」「Regional Health -Western Pacific」「Respiratory Medicine」「Rheumatology」「Healthy Longevity」

「Microbe」「Regional Health -Europe」「EBioMedicine」「EClinicalMedicine」があり、様々な領域のトピックスが紹介されています。自分の興味のある領域をPodcastアプリに登録して定期的に聴くとよいでしょう。

The Lancet Voice
https://www.thelancet.com/the-lancet-voice

The Lancet Audio Archive
https://www.thelancet.com/audio

「JAMA」：米国医師会雑誌である「The Journal of the American Medical Association」 のPodcastです。「Editor's Summary」「Medical News」などのサマリーのほか、「Cardiology」「Dermatology」「Otolaryngology」「Pediatrics」「Neurology」「Oncology」「Ophthalmology」「Surgery」など各専門領域の論文筆者のインタビューなども音声で聴くことができます。

JAMA
https://sites.jamanetwork.com/audio/

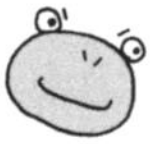

大学病院等で開催される症例検討会(grand rounds)、講演会

実際に海外の医学部の症例検討会の様子や国際医学学会の講演

や質疑応答を聴くことができます。

DUKE（Duke University School of Medicineの症例検討会動画）
https://medicine.duke.edu/education-and-training/continuing-medical-education/medicine-grand-rounds

UCSF（University of California San Francisco, Educational Technology Servicesが提供する症例検討会動画）
https://lecture.ucsf.edu/ets/Catalog/Full/9284b3cd13c443f1a1a4858abfadbff021

MGH（Massachusetts General Hospital症例検討会動画）
http://healthcare.partners.org/streaming/Live/MGH/2020COVID_MedicalGrandRounds.html

UNC（University of North Carolina, School of Medicine症例検討会動画）
https://www.med.unc.edu/medicine/about/grand-rounds/grand-rounds-video-archives/

OncLive（腫瘍関連の学会を幅広く扱い講演者のインタビュー等を聴くことができる）
https://www.onclive.com/

TED、TEDMED

TEDは学術系、エンターテインメント系、デザイン系など様々な分野をテーマにしたプレゼンテーションを聴くことができます。有志による翻訳がなされているプレゼンテーションでは字幕も追加できます。字幕を付けるなら英語の字幕の方がヒアリングの練習になるでしょう。TEDMEDは健康や医学に関するカンファレンスです。

このように医学英語のヒアリング素材はインターネットや海外ドラマから多数入手が可能です。

ではスピーキング、つまり我々が話す機会はあるでしょうか？

実はこれがなかなか機会がないのです。医局で英語の堪能な上司たちの前で準備されたスクリプトを読み、Japanese English（失礼）のやりとりで練習するのもよいかもしれませんがいま一つ臨場感がありません。やっぱり日本語が通じない相手と会話をしてこそ上達への近道だと思います。そこでオンライン英会話でどうでしょうか。昨今オンライン会議アプリも使い慣れている皆さんなら気軽に会話の練習ができます。

フィリピンなどの東南アジアを拠点とする英会話スクールなら月に数千円の受講料ですし、発音がきれいな講師も結構います。何よりこちらのスピーキングを聞いてもらう機会と考えると有用だと思います。

なお私も米国の留学から帰ってきた後に（下手な英語力がさらに）

鈍らないように家族と一緒にオンライン英会話を受講した時期がありました。スクールによっては予約の取りやすさや講師の質にばらつきがありますので比較サイトなどで情報を集めてみてください。スクールによっては講師の自己紹介欄を表示しているスクールがあり、そこに過去「コールセンター」で勤務していたという自己紹介があれば聞き取りやすい訛りの少ない発音の講師が多かったような印象があります。

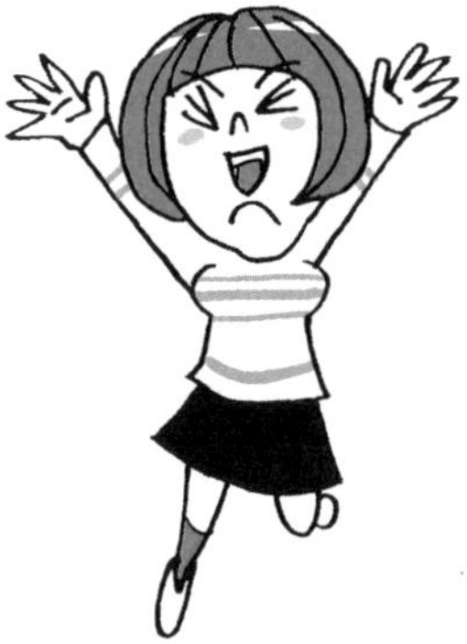

POINT

① 英語のヒアリングは、医療をテーマにした海外ドラマを見よう！

② NEJM、Lancet、JAMAなどの一流雑誌が配信しているPodcastはとっても勉強になる。

③ 海外の有名大学医学部の症例検討会の動画は、英語のヒアリングにも診療の勉強にもなる。ぜひ活用しよう！

④ スピーキングを練習するには、オンライン英会話スクールがお値打ち！

05-03

演題登録はどうやるの？

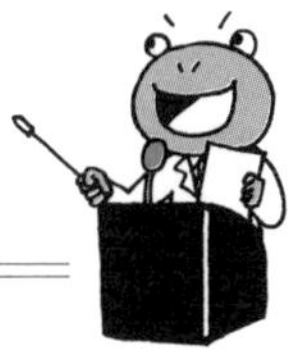

さて、本題の学会に戻りますが、準備は何をどのように進めていけばよいのでしょうか。

まずどこの国際学会に参加するか。サブスペシャリティー分野の学会、例えば米国糖尿病学会（ADA）や米国消化器病学会（DDW）などは大きな学会として有名ですが、初期研修医のようにまだ専門分野に進んでいない場合は発表する題材を集めるのに一苦労です。というのも、こうした学会では、症例報告（一例報告）はあまり対象とならず、どちらかといえば多数の治療や診断に関して統計手法を用いて検討した臨床研究の発表が主体であるからです。

症例報告を扱っている国際学会はそれほど多くないのですが、私が研修医とともに参加したことのある米国の大きな学会といえば下記の2つが挙げられます。

❶ Society of general internal medicine（SGIM、総合内科学会）
❷ Society of Hospital Medicine（SHM、病院診療医学会）

SHMの学会プログラムでは、4日間の日程で主に内科や小児科分野のレクチャー、ワークショップが多数開催されており、自分の興味のある分野の講演を聴くことができます。

私が参加した年には日本から数十人の先生方の参加があり、日本人会のような懇親会も催されました。また、国内外の著名な先生方の参加もあり、日本の医学教育にも携わられているSanjay Saint先生なども参加されていました。

両学会とも若手医師が発表しようと思うならclinical vignetteという症例発表のセクションがよいと思います。

症例の選び方については、教育的であることや、ともすれば誤りを生じ得るなど教訓的な症例が選ばれやすいことも日本の学会と似ていますが、過去に学会自らこのような演題が選ばれやすいと示しているポイントを紹介します。

これは、過去に当院の症例が800題あまりの症例からbest abstract awardのファイナリストに選ばれたことがあり、その翌年から当院に演題登録の審査員の仕事が回ってくるようになったために伝えられた情報です。学会から実際のポスター会場で優秀演題の採点をする仕事もいただき、それらの審査の参考にするように言われた項目が次のものです（日本でこの情報を共有してよいという許可を得ています）。

症例報告の演題採択の審査基準

- 独創性（その症例のどこが教育的であり、他と違うか）
- 構成力（1: case presentation, 2: discussion, 3: conclusionに沿った構成になっているか）
- 文章能力（分かりやすく正確な文章であるか）
- 学会の使命に合っているか（その学会で発表する意義があるか）

発表したい症例が決まれば、規定の単語数に収まるように抄録を書き上げ、それをウェブで（演題）登録します。抄録を指導医とともに仕上げた後、登録する前に英文校正会社に校正をしてもらいましょう。国際学会の抄録作成は、よほど英文ライティングに自信があったり、アジアの学会のような非英語圏の国で開催される学会であれば校正に出さずに登録することも可能かもしれません。しかし、欧米などの英語圏で開催される場合、特に採択率が低い学会であれば英文校正を依頼した方がよいでしょう。英語の質が原因で不採択となるのは悔やんでも悔やみきれないからです。

ウェブの入力方法は各学会により異なるためここでは割愛します。初めての場合には指導医とともに進めていくのがよいでしょう。

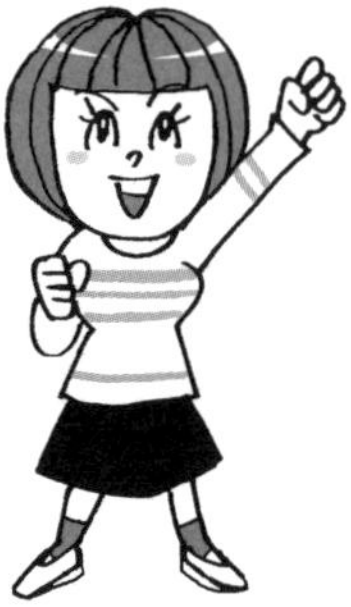

POINT

① 症例報告は、初めての海外学会発表のジャンルとして最適。

② 症例の選び方は、教育的なインパクトを持つものを！

③「学会で発表する意義」をしっかり設定しよう。

④ アブストラクトは文章の構成をしっかり練り上げよう。

⑤ 英文に自信がなければ、英文校正サービスを活用するのもよし！

05-04

やった、アクセプト！学会までに何をしておく？

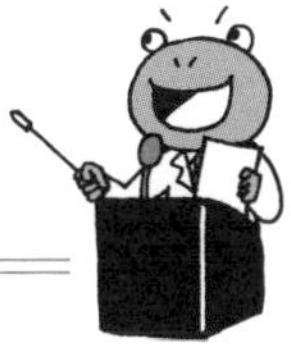

演題登録をしたらあとは採択通知を待ちます。学会開催日の約3カ月前に採択通知がメールで届きます。いくつかの演題を登録した場合、その数だけメールが届きます。このメールは、ただ採択されたか非採択であったかの事実だけが述べられる淡々としたものです。そこに採択（accept）の文字があれば、これであなたも国際学会発表デビューです。

採択が決まったことで海外の学会で発表機会が得られるといううれしさ半面、本当に無事準備や発表ができるのだろうかと一抹の不安がよぎることでしょう。

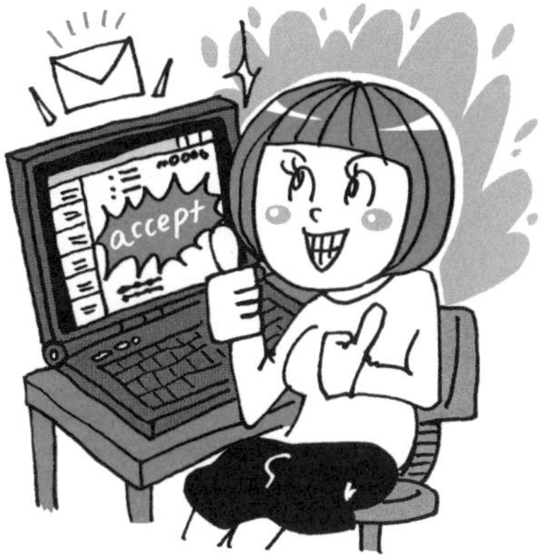

そこは学会までまだ日数があるはずですからゆっくりと、しかし直前に慌てなくてもよいように計画的に準備を進めていきましょう。

ポスターは、抄録をもとに作成していきます。詳細は第3章に詳しく書いてありますが、欧米の学会のポスターは横長です（日本の学会は縦長）。Power Pointを使いスライド10枚前後で作成してそれを最後に1枚のポスターに切り貼りするのが一般的でしょう。はじめから1枚のポスターになるようにPowe Pointの印刷設定をして、そのファイルで作業するのは結構手間がかかります。

ポスターは学会によって指定のサイズが異なりますが、指定のサイズに合わせて印刷します。日本の学会では時々大きな1枚のポスターではなくA4サイズの用紙10数枚に分けて作成する方法を目にすることもありますが、貼ることに手間のかかることから海外の学会ではほとんど目にしないため、1枚で作る方がよいでしょう。

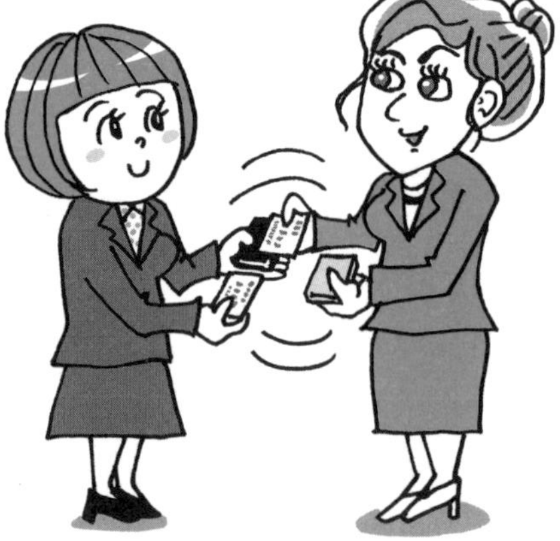

ポスターは貼りっぱなしで終了、ではありません。ポスターを訪れてくれる参加者から質問があれば簡単に説明する必要があります。ポスターに書いてある文字や文章を読めば説明が成り立つのならばそれでよいのですが、より自然に説明ができるようにあらかじめ一連の説明となる原稿を作るなど、シミュレーションをしておきましょう。

一通りの簡単な説明が終われば参加者から質問が出るかもしれません。一般的に日本人よりも議論を好む欧米人は相手の発表に敬意を表して質問してくれることが多いです。その時に備えてあらかじめ想定質問とその回答を準備しておきましょう（第４章参照）。

よく学会前に上司からは、とにかくパスポートとポスターだけは忘れるな、逆にそれらさえあればどうにかなる、と言われましたがほかに何が必要となるでしょうか。一般的な海外旅行の必需品はガイドブックにお任せするとして学会で必要となりそうなものを挙げておきます。

参加証：学会参加費などを支払ったという証明書やメールの印刷を持参します。学会会場の参加受付で証明書を見せて、首にかける参加証と交換してもらうケースが多いです。参加証の交換方法はよく確認しておきましょう。ちなみにこの参加証を首から下げていないと学会の各会場入り口のセキュリティで止められることが多いです。日本の学会では各会場の入り口に係員が立っていることはまれですが、海外の学会では各会場の入り口に係員が立っていて、参加証をチェックしています。

名刺：他者の発表を聴く際、今後コラボなどを考えている場合には名刺を渡して挨拶をする場合があります。これこそが学会に参加する意義の1つでもあります。ただし、研修医の場合はまだここまで話が発展することはないかもしれません。日本から来た医師たちと情報交換をする際に名刺交換をすることもあるので、名刺は持っておくとよいでしょう。ちなみに基礎研究分野では、学会発表が新たな仕事のチャンスを得るきっかけになることが多々あります。大してかさばるものではないので、いざというときに渡せるようにしておくといいでしょう。

デジカメ（スマホ）：発表の様子を記録に残しておきたいかもしれません。また他者のポスターや発表をメモ代わりに撮影する機会があるかもしれません。ただし撮影禁止と表示されている場合は撮影してはいけません（規則は日本よりかなり厳しいです）。最近ではスマホがカメラ代わりになるので持っていくことはあまりないかもしれませんが、スマホは肝心なときにバッテリー切れなんてことがあります。モバイルバッテリーとケーブルを持っていくとよいでしょう。米国ではコンセントはそのまま挿せますが、欧州や他の国ではコンセントの形状が異なることがあります。学会開催国のコンセントの形状を確認し、プラグアダプターなどを用意することも忘れないようにしましょう。

スマホ用のSIMカードやポケットWi-Fiなどネット環境：最近はプログラムや抄録集がアプリになっている場合も少なくありません。海外ではスマホやタブレットを使って情報を得たいものです。学会場内はWi-Fiが通じていて無料で利用できることが多いですが、多くの参加者が接続するので時に通信速度が遅くなってしまうことがあります。また、宿泊先のホテルにもWi-Fiが通じていることが多いですが、無料で使用できるホテルもあれば、有料で1日あたり数ドルかかることもあります。ホテルや学会会場以外で調べ物をしたいときもあるでしょう。日本で普段使っているスマホがそのまま海外で使えることもありますが（海外ローミング）、通信費がとても高額になることがあります。ネット環境に

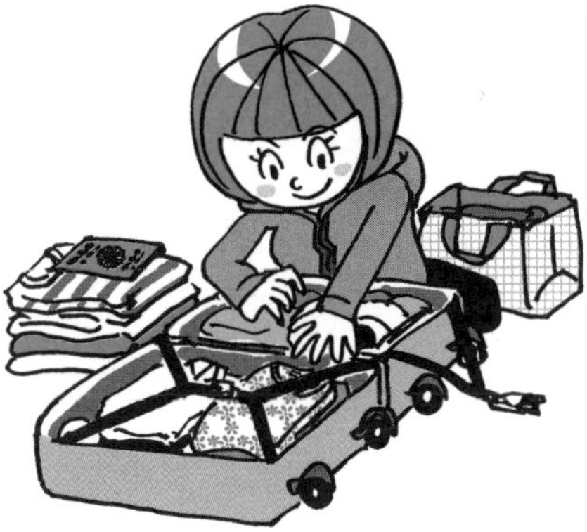

アクセスできる方法を考えておきましょう。ポケットWi-Fiなどをレンタルして持っていったり、現地でプリペイド式SIMカードなどを入手すると、安心してスマホを使えます。

航空券、ホテル：手配は個人で行く海外旅行のように日程に合わせてアレンジします。学会は2〜4日間開催されることが多いですが、自分の発表が何日目の、しかも午前か午後かは注意して日程を組みます。時差があるので注意しましょう。国によっては現地空港到着が早朝や深夜になることもあります。少し余裕を持って日程を組むのがよいでしょう。

　もちろん日程をフルで参加できればそれに越したことはありませんが、往々にしてタイトな日程にせざるを得ないことが多いものです。医局の上級医や教授、研修医仲間など、同行者の日程にも合わせる必要があるかもしれません。

POINT

① 渾身の抄録を登録したら「accept」のメールを待とう！

② 海外のポスターは横長のことが多い。日本の学会と違うぞ。

③ 最初はPower Pointで10枚ぐらいのプレゼンを作り、これを1枚のポスターに収まるように切り貼りして作ると手間がない。

④ ポスター会場で海外の医師に向けてプレゼンできるように準備を！

⑤ 参加費を支払った証明や事前登録を受け付けた旨が書かれているメール文面を印刷して持っていこう。

⑥ 会場での出会いは大切に。名刺は持っていくとよい。

⑦ コンセントの形状が日本とは違う場合も。事前に調べてアダプターを用意しよう。

⑧ スマホ用のモバイルバッテリーは忘れずに。

⑨ ネットが使えるように準備を。

⑩ 日程は時差を考慮に入れて。

05-05

さあ発表だ。日本とは勝手が違うので要注意。

いざ学会発表の日、ぎりぎりの時間に会場入りをするのではなく余裕を持って到着しましょう。会場となるコンベンションセンターやホテルは日本よりも広大な敷地に建つことが多いですし、フロア階数の表示が日本と異なる場合もあります（例：米国は1階がfirst floorで日本と同じだが、英国は2階のことを指す）。受付で並ぶこともありますし、受付から会場まで10分ぐらい歩くこともあるので、注意が必要です。

会場入りすれば登録デスクで受付を済ませ、自分のポスター掲示場所を探します。ポスター掲示を開始する時間が指定されているので、その時間に間に合うように掲示をしましょう。

ポスター発表はどのような形式で行われるのか知ってますか？ 日本のポスター発表と欧米など海外のポスター発表は形式が異なります。

日本は司会進行役の座長（主に学会幹部や評議員など）が発表者、演題名を聴講者に紹介してくれます。5分程度の発表が終わるとコメントをくれたり聴講者から質問を受け付けてくれたりします。一方、国際学会のポスター発表はポスター発表（討論）時間が1時間程度設定されていて、その間に発表者たちはみんなポスターの前に立ちっぱなしです。司会者はいません。ポスターを眺めに来た参加者たちから質問があれば答えますし、こちらから数分の概要を説明することもあります。まさにフリートークタイムという感じです。議論好きな人の多い欧米ならではのスタイルだと思いますが、この場合、自分のポスターに関心を持ってもらえず、誰も立ち止まってくれなければ、議論の機会なく発表時間が終わってしまうこともあります。せっかく一生懸命報告をまとめ、長時間かけて海外へ赴いたのに、何も議論なく帰国の途につくのはあまりにももったいない。

そこで、ポスター会場では勇気を出してこちらから話しかけてみましょう。参加者は、事前に抄録を見て興味のあるものを狙い撃ちで見に来る場合のほか、ポスターに書かれている演題のタイトルやアブストラクトを目で追いながら歩き回っている場合もあります。自分のポスターの前で少し立ち止まったときは演題タイトルに興味を持ってくれたサインです。これはチャンス！ ”May I explain my poster ?”などと話しかけると、たいてい"OK, go ahead."と聞いてくれる人が多いと思います。議論する楽しさをぜひ感じてほしいと思います。

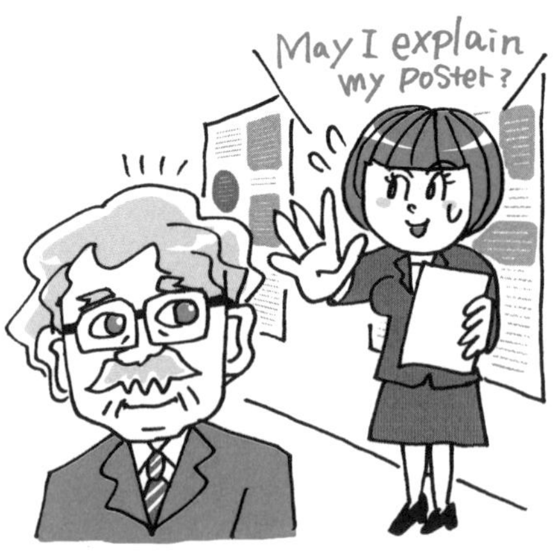

Tips：ネット上にはポスター発表で使える英会話表現がまとまっているサイトがあります。参考にするとよいでしょう。

例）http://medieigo.com

さて、ポスターを訪れてくれる参加者が途絶えたら、自分の興味のある他のポスターを閲覧しに行ってみましょう。そして疑問があれば積極的に質問してみましょう。特に自分の発表と似ているケースであれば疑問や質問も浮かぶでしょうし、その後自分の発表を聴きに来てもらってコメントをもらうのもありでしょう。症例発表であれば聴講者とその後連絡を取ることは少ないかもしれませんが、臨床研究であったりさらには基礎研究などであれば前述したように、こうした学会会場が良い交流の場となり今後のコラボレーションにつながることもしばしばあります。私は基礎研究に従事しているとき、国際学会の会場で留学希望先のDr.と面会したことがありました。

医師になったばかりで、まだ明確な進路が決まっていない人もいるでしょう。しかし、冒頭でも述べたように将来医学のどの分野に進むにしても医学英語は必要不可欠です。短い期間でも海外に出かけ、学会という場で日本以外の医療にも触れ、英語を用いて医療者同士で情報をやりとりする機会を得ておくことは将来の進路決定に刺激を与えてくれる貴重な経験となるでしょう。

我々の三豊総合病院の研修医生活では、医学論文の抄読会、診療のための医学情報入手などにおいてできるだけ医学英語に触れる機会を作るようにしています。さらに、全員ではないものの幾人かは国際学会で発表することを目標としています。そしてたった一日で終わってしまう発表にとどまらず発表内容を手直しして論文化することまでを目標としています。次の章ではアカデミック活動の中でも最もハードルの高い、しかし一度は挑戦してみたい論文執筆について述べます。

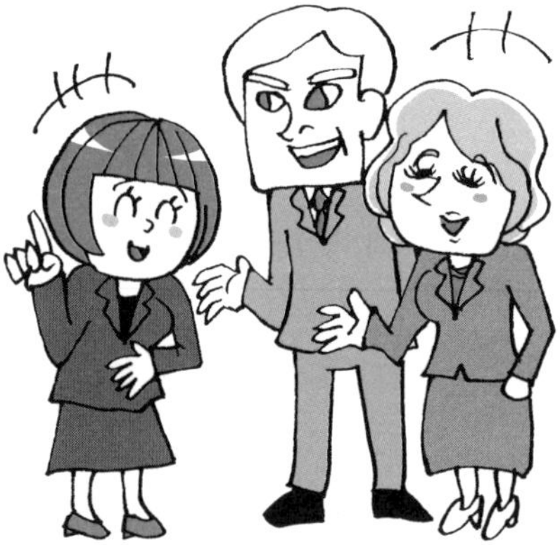

POINT

① 会場入りは時間に余裕を持って。

② 海外の会場はかなり広いぞ。

③ ポスター会場に仕切り役の座長はいない。

④ ポスター前に立ち止まってくれた人がいたら積極的に声をかけよう！“May I explain my poster ?”

⑤ 他の発表者のポスターを見に行こう。

⑥ 見に行ったら、積極的に質問しよう！

⑦ 全ての始まりは会話から。共同研究や留学のきっかけにも。

第6章

論文発表までの道のりを学ぼう

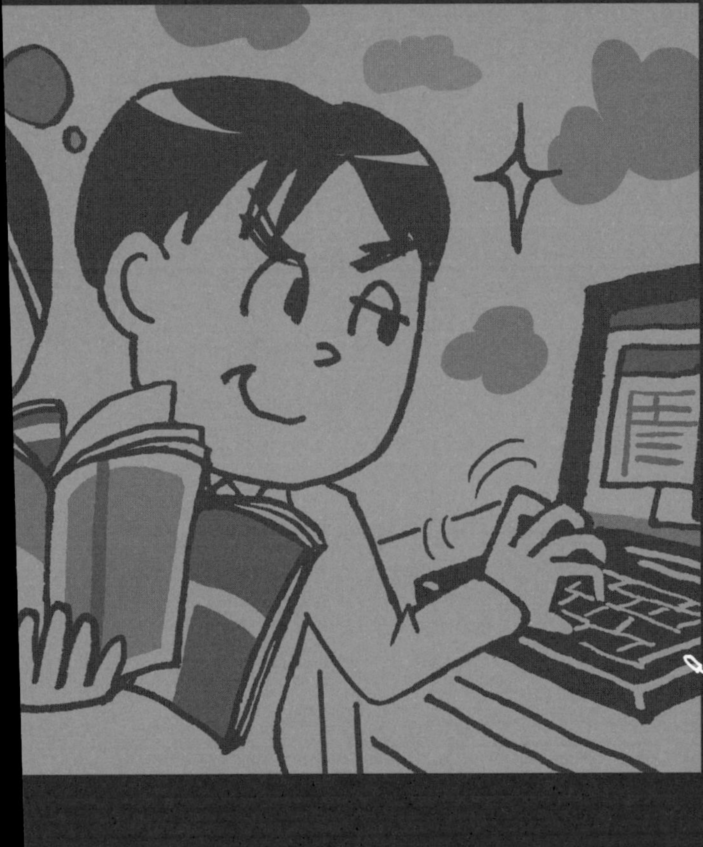

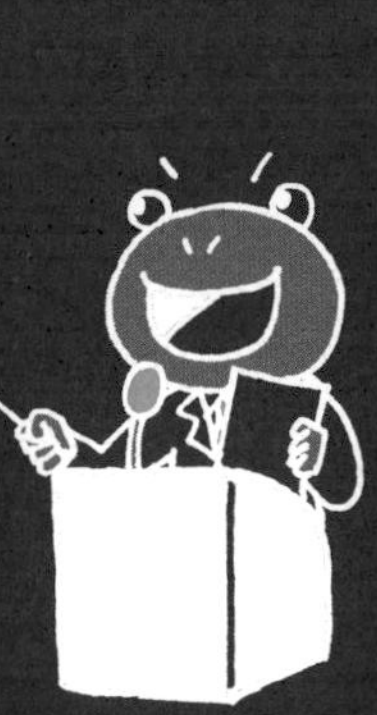

06-01

「英語論文なんて専門医になってから」と思ってませんか？

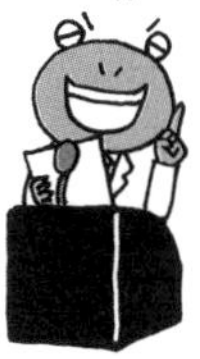

第3章、第4章で国内学会での発表のポイント、第5章で国際学会での発表のポイントを紹介してきました。

学会発表を終え、指導医や学会に参加していた他施設の先生から厳しい洗礼（笑）を受けて論点が整理できたところで、いよいよその課題を論文化する決心はついたでしょうか？

私は指導医の立場として、普段から研修医に英語で論文を投稿することを推奨しています。

どうして日本語でなく英語なのでしょうか？

日本語の医学雑誌も教科書も良質なものは多いですし、私も診療の参考にすることは多々あります。

しかし、最先端の医学は全て「英語」なのです。日本には日本語で書かれた良い医学書がたくさんありますが、欧米では当然、英語で書かれた医学書で学んでいますし、論文はもちろん英語で書かれています。開発途上国などでは医学書は少なく、自ずと英語で書かれた欧米の教科書を用いることが多いようです。世界中の医師が英語で書かれた教科書、論文を読んでおり、英語は公用語なのです。

英語で書いてこそ、あなたの発見した事実と考察が世界中の医師に読んでもらえるのです。そしてそれが医療を進歩させる。小さな一歩かもしれません。でも確実に医療を良くしていくための一歩なのです。

研修医の皆さんが専門課程に進み臨床研究を行ってエビデンスを発表していく場はどこでしょうか？ もちろん、国内の学会でもその機会はあるでしょう。インパクトの大きい研究であれば、診療ガイドラインに組み込まれるでしょう。その研究は、もしかすると世界の診療に影響を与えるものかもしれません。皆さんが一人前となり、新しい発見をして、それを世界中の医師に知ってもらうためには、国際学会で研究を発表し、トップジャーナルに掲載されなければいけません。その時に必要となるのは、やはり英語で書かれた報告なのです。

そもそも、何について論文を書いたらいいのか分からない、なんて人もいるでしょう。そんな皆さんにオススメなのが、ケースレポート（症例報告）やクリニカルイメージです。特に救急外来や当直に携わることの多い研修医の皆さんこそ、ぜひチャレンジしてほしいと思います。

大規模な臨床研究も一人ひとりの患者さんのデータの集積結果です。その個々の患者さんの診療は誰一人として全く同じにはなりません。

特に、

① 予想外の転帰となった症例

② 他科（多科）にまたがる症例

③ 患者数が少ないまれな疾患の症例
④ よくある疾患（コモンな疾患）のレアな症状や病態
⑤ よくある疾患を複数、偶然持っていると思っていたが、実はそれぞれが関連していた症例

などなど、こうした症例はケースレポートが得意とする分野です。積極的に論文化を目指しましょう。個々の忘れられない症例を論文化するにあたり、多くの文献を読みながら周辺領域のことを学んでいると、その疾患についてかなり詳しくなるはずです。珍しい病態であれば指導医よりも詳しくなることは容易でしょうし、そうあるべきです。AとBとCの疾患を合併したようなレアな病態については国内に自分より詳しい人はいない、くらいの意気込みで執筆に取り組みましょう。

ケースレポート、症例報告については診療の参考にすることもあり馴染みのある人が多いと思います。一方でクリニカルイメージとは何でしょうか？ 一言で言うと、「画像付きの短いケースレポート」のようなものです。クリニカルイメージ（clinical images）と呼ばれることもありますし、クリニカルピクチャー（clinical pictures）という雑誌もあり、投稿対象の雑誌は意外にもたくさんあります。

イメージというだけあって画像は必須です。画像がないと症例報告（ケースレポート）となります。英語論文執筆が初めての人にとって、クリニカルイメージは他のジャンルよりも書きやすいと思います。クリニカルイメージを執筆すれば、ケースレポート（症例報告）だって執筆できます（画像がないだけでほぼ同じですから）。そのため、ここではクリニカルイメージを題材として論文執筆のポイントを解説していきます。

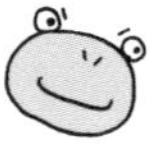

世界における日本のクリニカルイメージの位置づけは？

科学技術の論文発表数は新興国の躍進が著しい中、日本の論文総数は減少傾向にあるというニュースを耳にすることが増えてきました。また医学の臨床研究においても日本の臨床医学コア・クリニカルジャーナル120誌の合計論文採択数で、日本は30位以下に低迷しており、他国の勢いが気になるところです。

ではケースレポート、特にクリニカルイメージはどうなのでしょうか？トップジャーナルの両巨頭とも言えるNEJMとLancetで、2018年のクリニカルイメージ論文の国別投稿数を集計してみました **表1** 。

NEJM	
米国	35
日本	10
インド	8
中国	6
ポルトガル	5
ドイツ	4
イタリア	3
英国	3
ギリシャ	3
スペイン	3
台湾	3
イラン	2
スイス	2
フランス	2
メキシコ	2
その他	13

Lancet	
中国	7
インド	5
米国	5
イタリア	3
ベルギー	3
日本	2
英国	2
ドイツ	2
その他	3

表1 2018年のNEJMとLancetの国別クリニカルイメージ投稿数（筆者作成）

2018年のクリニカルイメージの掲載数は、NEJMでは米国が他を圧倒していますが、我が国は中国、インドを抑えて堂々の2位です！ その他、欧州各国も続き、イランなどの開発途上国各国も数は少ないものの採択されています。これは、高額な医療機器を必要としない診断に基づくことが多いイメージ論文の特徴が関係しているかもしれません（CTやMRIの画像の場合は必要になりますが）。また、病状が進行するまで放置している患者が多いことなども要因として挙げられるでしょうか。Lancetはどうでしょうか。出版国である英国は投稿数がそれほど多くなく、多い順に見ると中国、インド、そして米国からの掲載と続きます。その他は欧州など医療の先進国が多い印象です。

ケースレポートもクリニカルイメージも難しいものではありません。医師としての診療に対する熱意と、ほんの少しのコツを知っておくだけで執筆できます。そしてそれは世界の医療を進歩させるのです。

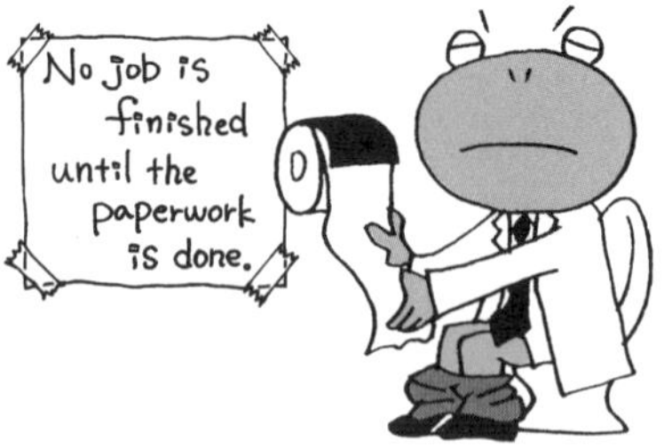

06-02

診察室には いつもカメラを持参しよう

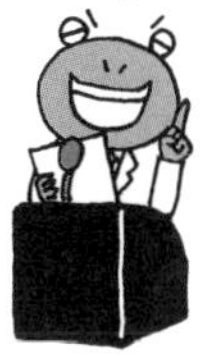

クリニカルイメージについて、もう少し詳しく、いわゆる原著論文や症例報告と対比して説明しましょう。

そもそも医学雑誌の論文にはどのような種類があるのでしょうか。大まかに言うと長編で詳しく記述する順に、レビュー、メタ解析、原著論文、症例報告、クリニカルイメージ、短報、レターが挙げられます。

このうち、論文雑誌の多くの部分を占めるのは原著論文といわれるもので、基礎分野や臨床分野における新しい発見、知見を発表するタイプの論文です。多くの原著論文は図表がいくつもあり、数ページ、時には10ページ以上に及ぶこともあり、研究開始から執筆までを合わせると年単位の時間をかけてまとめるものものもあります。

一方、クリニカルイメージは1〜2ページ程度、論文にかける時間も慣れれば1週間程度ですから、臨床や研修で忙しい人でも取り組みやすくなっています。ただ一口にイメージといっても、その種類は数多くあり、X線やCT、MRIの画像が使われることが多いと思いますが、手足、皮膚などを撮影した写真などもたくさんあります。皆さんは論文雑誌に採択されるためには、高度な最新医療機器を用いた画像が好まれるのではないかと思っていませんか？ 実際にはそういった画像はあまり採択されていません。むしろ、医療機器を用いていない単純な写真やX線画像など、どんな診療環境でも役に立つ画像を取り上げた論文を採択する雑誌の方が多いような印象さえあります。

参考までに、NEJMとLancetのクリニカルイメージにおいて使用された医療機器別に集計した図をお示しします**表2**。

両誌とも、特別な医療機器を用いていない、つまり通常のカメラで撮影しただけの写真が多いことが分かります。私自身、実際に集計してみるまで、ここまで明らかな傾向があるとは思いませんでした。トップジャーナルは世界中に読者がおり、誰もが高額医療機器にアクセスできるわけではないですからね。できるだけ医療費のかからない検査で診断していくという「less is more」の精神を、クリニカルイメージ論文執筆時にも心がけたいものです。

表2 NEJMとLancetのクリニカルイメージに使用された医療機器別集計（2018年）

NEJM	
なし	39
CT	29
X線	8
MRI	7
眼科関連機器	7
顕微鏡（病理・培養など）	5
心エコー	3
心臓カテーテル	3
その他	3

Lancet	
CT	9
なし	7
MRI	5
眼科関連	2
X線	2
その他	7

筆者注：複数の医療機器を用いている場合は、より高度な医療機器の方で集計した。

撮影時は、必ず事前に患者さんに断ってから撮りましょう。クリニカルイメージが純粋な症例報告と異なる点は、「1枚の画像が全てを決める」と言えるほど、画像が重要であるということです。診断に至った画像・写真が全てです。治療後の写真も並べて掲載し、before、afterで比べることもありますが、必須とまでは言えません。「肝心の1枚」を押さえておくことが全てと言っても過言ではありません。いつやってくるか分からないその1枚を撮影するために、常に診察室にカメラを持参することが大切です。

なお、学会発表に用いる場合には最初から最後までの経過を示す必要があるので、治療後の写真も撮っておくとよいでしょう。

撮影に用いるカメラですが、現在の性能なら、iPhoneなどのスマートフォンのカメラで十分な性能があります。

しかし、ここで注意してほしいのは、写真も患者さんにとって重要な個人情報であるということです。必要なければ全身や顔が写り込むよう

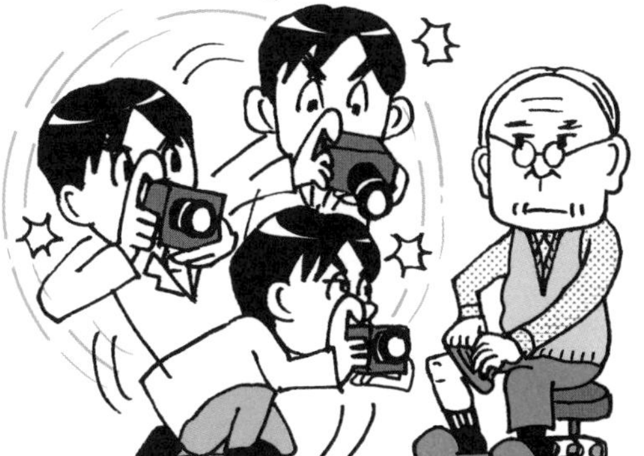

な撮影は避けなければいけませんし、たとえ一見して誰か分からないような写真であっても万が一にもそれが意図せずに流出してしまうようなことがあってはなりません。例えばスマホでSNSなどに投稿している人は、間違って患者さんの写真を公開しないように注意しなければいけません。心配な人は、デジタルカメラやSIMカードを入れていないスマホ（通信できないスマホ）を使うようにしましょう。

クリニカルイメージとクリニカルリポートはほぼ同じと言いましたが、決定的な1枚の写真の有無という点が違うとともに、もう1点、大きく違います。それが、クリニカルイメージでは途中の経過、治療の完了までの「詳細な」経過が求められない点です。「詳細な」と書いたのは、ある程度のストーリーは書く必要があるものの、検査や治療などを事細かに書く必要はないということです。例えば、内容としては「□□の主訴で来院した△歳の男性を○○と診断して、××を用いて治療した。治療開始○日目には症状は消失し、1週間後には退院となった。退院後1年経過しているが再燃していない」という程度で、まず必要最低限は満たします。ここまでで150〜200ワードくらいを文字数制限に設定している雑誌が多いです。提示する画像がCTやMRIであれば放射線科の先生と、病理写真であれば病理科の先生と打ち合わせをしておく方がよいでしょう。打ち合わせの時に、この写真で○○とまで言い切るのは無理があるが、□□を疑うとなら言えるよ、と提案されることもしばしばあります。

ここまでの症例提示のみで完了するイメージ雑誌もありますし、症例とは別に後半部分として150ワードくらいの短い考察を必要とする雑誌もあります。いずれにしても慣れれば1週間程度で書き上げることもできます（これが通常の症例報告であればもっと詳細に、治療は何日間行った、とかフォローの画像はこうなっていた、などかなり詳細に例えば1000ワード程度を費やして書く必要があります）。

NEJMのImages in Clinical Medicineで、ある患者をフォローアップしようとしたが外来に来なくなってしまったので結局どうなったか分からない、と締めくくった論文を何度か目にしたことがあります。このことからも、いかにクリニカルイメージ論文は経過よりも初期診断に重点を置いているかが分かります。以下に、典型的なクリニカルイメージ論文についてNEJM誌のサイトに掲載された２本を紹介します。無料で見られますので、一度見てみてください（アカウントを取得する必要はあります）。

●**Pachyderma**

https://www.nejm.org/doi/full/10.1056/NEJMicm0805416

●**Scrofuloderma**

https://www.nejm.org/doi/full/10.1056/NEJMicm1102055

POINT

① クリニカルイメージ論文ははじめの一歩に最適！

② チャンスはいつ来るか分からない。診療時にはカメラを持っておくこと。

③ 画像はCTやMRIだけではない。普通の写真でも論文になる！

④ 個人情報管理は厳密に。

⑤ 必要ならば放射線科や病理科の先生と相談を！

06-03

論文執筆前の心構え

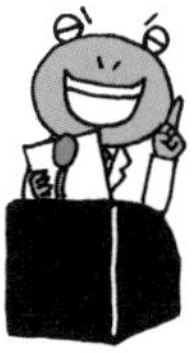

さて、クリニカルイメージ論文がどういうものか、感覚的に理解してもらえたと思います。この項では、症例選択の際の心構え、注意点、クリニカルイメージ論文を投稿する雑誌の選び方など、より実践的なアドバイスをお伝えしたいと思います。

クリニカルイメージ論文は、その準備段階において綿密な計画が必要なわけではありません。一般的には、臨床研究のように倫理委員会の承認を必要とすることもありません。

クリニカルイメージ論文が市中病院の医師、特に若手医師でも取り組みやすい理由の1つに「コネクションが不要」という点が挙げられます。大規模な臨床研究を実施するのを1つの病院だけで成し遂げることは現実的に難しいものがあります。何人もの患者さんを研究に登録しなければいけないのですから、どこの病院でも可能なわけではありません。ではどうするかと言えば、いくつもの病院から患者さんを登録してもらう（多施設共同研究と言いますね）わけですが、多数の病院をまとめて研究を主導していくには経験も人脈も必要ですし、その分野における、ある種の「政治力」も必要です。もちろん実施が不可能というわけではありません。学会参加を契機に多施設共同臨床研究に発展するようなケース（第3章参照）だってありますし、頑張ってチャレンジすれば道は拓けてくるものです。しかし、多施設共同研究はやはり難しいのも事実です。

一方、1例のみを扱う症例報告やクリニカルイメージ論文では、こうしたコネクションを必須としません。ただし、診断の根拠や1枚の画像に込められた教育的意義を、指導医や他科の医師としっかり協議することは欠かせません。その意味では、必要なものは執筆者の熱意、協力をお願いする他科との間の「垣根の低さ」と言えるでしょう。

英語が得意じゃなくても大丈夫！

ここまでで、クリニカルイメージ論文は研修医や市中病院勤務の先生にも執筆のハードルが低いことは理解できたと思います。ただ、「そうはいっても日本語論文の執筆もしたことがないのに英語の執筆なんて」と考える方も少なくないかもしれません。

実は英語論文といっても、クリニカルイメージ論文ならそれほど英語のライティングが得意でなくても執筆できるのです（英語が大嫌いならちょっと苦痛でしょうけれど）。

総説などの長編論文であれば段落構成、前後の脈絡との整合性などが問われますが、クリニカルイメージ論文は短く決まった構成のため、似たようなクリニカルイメージ論文を参考に書くだけで完成してしまうのです。お作法のようなもので、ある意味ではひな型とも言えるでしょう。もう少し有り体に言えば決まり切った書き方というのがあるのです。こうしたひな型を参考にすれば、あっという間にクリニカルイメー

ジ論文は執筆できます。当院の研修医が執筆したクリニカルイメージ論文は、次々と英文誌にアクセプトされていますが、皆が英語を得意としていたわけではありません。ある初期研修医は積極的に症例集めと論文化を進め、後期研修医となったある年、論文雑誌にクリニカルイメージ論文を1年で30本以上アクセプトされるという快挙を成し遂げました。日本でもトップクラスのクリニカルイメージ論文執筆数だと思います。

POINT

① 多施設共同研究などと違い、執筆に取り組みやすいのがクリニカルイメージ論文です。

② 執筆者本人の熱意と他診療科医師とのコミュニケーションが大事。

③ 英文執筆は決まった言い回しを知れば怖くない。

06-04

投稿する論文誌はどう見極める？

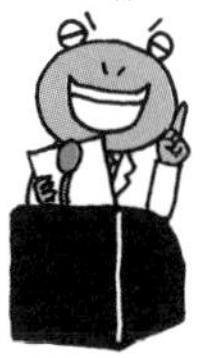

現在、英文論文誌は星の数ほど発行されています。中には、論文の書き手側が投稿料を支払う（原稿料を受け取るのではない！）ことで成り立っている雑誌も多数ありますし、中には質が低いものも含まれています。貴重な症例をせっかく論文化しても、十分査読もなされないような営利目的の雑誌に掲載されてしまうことは、皆さんの業績という観点からしても非常にもったいないことです。悪質な雑誌にだまされないように気を付けましょう。

では投稿する医学雑誌はどのように選べばよいのでしょうか？ 歴史ある論文雑誌や、ある程度名の知れた出版社から発行される雑誌、インパクトファクター(IF；被引用数と最近出版された論文数との比率)の高い雑誌は信頼できるものが多いでしょう。

インパクトファクター(IF)の数値の大きさはどうイメージしたらよいでしょうか？ 周りの医師に論文が掲載された雑誌のインパクトファクターを伝えたとき、3～5点前後の雑誌であれば、ある程度、質の保証された研究、10点前後であれば学会でも注目を集める研究、20点ともなれば国際的なガイドラインを左右し得るような大きな研究、というイメージを持つ方が多いのではないかと思います。

皆さんもご存じであろうNEJMのインパクトファクターは、なんと驚異の79.258！です。この値は、NEJMに掲載された1本の論文は、他の論文誌に掲載された79本分程度に引用されるぐらいのインパクトと考えていいでしょう。

では、トップジャーナルが全て症例報告やクリニカルイメージ論文を扱っているかというとそうではありません。各雑誌はインパクトファクターを高くするために、できるだけ掲載する論文数を少なくして、なおかつ引用されやすい論文の割合を多くする傾向にあります。

そういう観点では、引用されにくいケースレポートの掲載数を増やしたがる雑誌はありません。それでも、人気のあるコーナーであることには間違いないので一定数掲載する雑誌もあります。裏ワザ的に症例報告やクリニカルイメージ論文をletters to the editor（編集者への便り）やcorrespondence（通信欄）に掲載する雑誌もあります。なぜなら、こういったコーナーはその雑誌のインパクトファクターを算出する際の計算に関与しないからです。

有名雑誌にも狙い目はある

投資の用語で「バリュー株」という言葉があります。その意味は本来持っている会社の価値に比べて株価が割安と思われる銘柄のことです。クリニカルイメージ論文を掲載する雑誌にも、そのように評価の高い雑誌のわりにクリニカルイメージ論文を多く掲載する雑誌があり、私は「バリュー雑誌」と呼んでいます。クリニカルイメージ論文をletters to the editorなどに掲載する雑誌もそうですし、print版とは別にonline版に多数のクリニカルイメージ論文を掲載する雑誌もバリュー雑誌と言えるでしょう。The American Journal of MedicineやQJM (An International Journal of Medicine) などは、ある程度インパクトファクターも高く、掲載数も多いので、狙い目のバリュー雑誌と言えるでしょう。そのほかにインパクトファクターの高い雑誌としては、Intensive Care Medicine、Gastroenterologyなども数多くのクリニカルイメージ論文を掲載しています。

また、4大誌の1つといわれるBMJ (British Medical Journal) の姉妹雑誌にはケースレポートを専門とする雑誌「BMJ Case Reports」があります。オンラインのみの雑誌で掲載論文数が多いため、競争率は他のトップジャーナルほど高くはありません。さらに、この雑誌に投稿できるのは購読者のみとなっています (年間273英ポンド≒約3万9400円)。誰もが投稿できるわけではないため、その分、競争率は下がります。私も過去に何度も掲載された経験があります。ほかに、Journal of General Internal Medicine (JGIM) などのように、学会員のみが論文投稿できる雑誌も投稿者が限られるため、競争率は下がるでしょう。

各雑誌の投稿規定は刻一刻と変わり、文字数制限が変わったり、コーナー自体がなくなったりすることもあるので、常に最新の情報を参考にする必要があります。逆に新たにクリニカルイメージコーナーが始まる雑誌、新しく出版された雑誌などは狙い目ということを覚えておいてください。

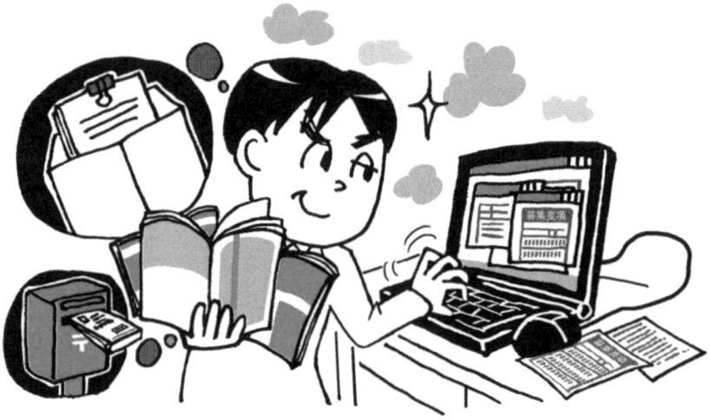

POINT

① 投稿する論文はよく精査しよう。

② 雑誌のインパクトファクターに目を向けよう。

③ 有名雑誌にも狙い目はある。

06-05

論文を書く前に準備したい 4つのこと

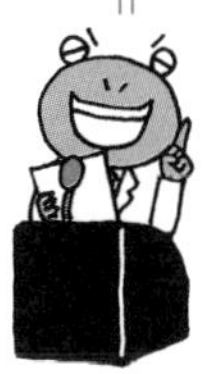

ここからは実際にクリニカルイメージ論文を書く際に気を付けている点について、流れを追って説明したいと思います。

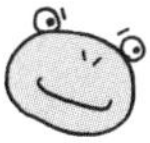

症例選択のときに重視したいこと
～狙い目は合わせ技一本～

日頃診療で出会う症例の中から、まずはどの症例を執筆の題材にするかを決める必要があります。それには初診時に視診や画像所見を見て目星をつける場合もありますし、診断や治療終了後に改めて選択する場合もあります。基本的には、第3章で示している通り、「この知見を多くの医師と共有したい」というメッセージ性のある症例を選ぶとよいでしょう。

論文雑誌に採択されやすい症例は、①予想外の転帰となった症例、②他科（多科）にまたがる症例、③患者数が少ないまれな疾患の症例、④よくある疾患（コモンな疾患）のレアな症状や病態、⑤よくある疾患を複数・偶然持っていると思っていたが、実はそれぞれが関連していた症例――でしたね。論文にする症例は、この観点から選びましょう。

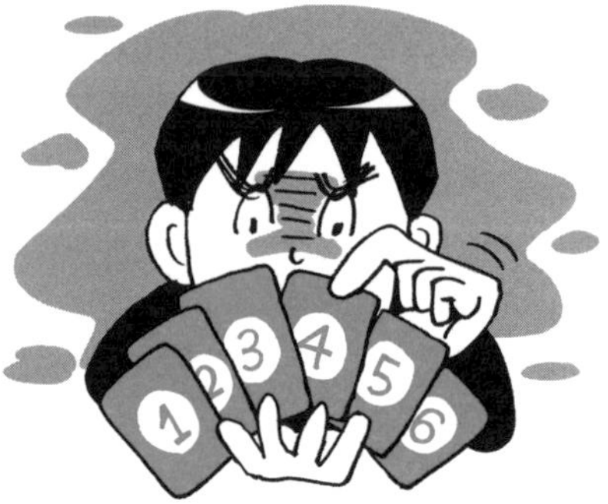

また、⑥ある疾患の、教科書に載るような有名な徴候をとらえた症例というのもあります。これが実は侮れません。ある疾患の典型的な徴候を改めて確認する、というのは医師にとって復習の意味もありますし、若手医師にとっては必ず覚えておかなければいけないものだからです。だからこそ載せる意味があるのでしょう。

論文執筆が初めてであれば④⑥が取り組みやすいでしょう。もちろん②他科と共診した③まれな疾患であり⑥画像に有名な徴候が認められる、などの要素を兼ね備えていれば、よりクリニカルイメージ論文としての意義が高まります。

私が執筆した論文の1つは、眼科でぶどう膜炎を指摘され原因精査の過程で梅毒感染が判明した症例というものですが、これは②に当てはまります（Am J Med. 2017;130:e553.）。

Am J Med. 2017;130:e553.

このような症例の論文は、眼科、内科と複数科の医師に対する啓発となりますし、単独の科で診る純粋な単一臓器疾患よりも投稿のハードルが上がるため、既出論文も少なく、採択されやすいでしょう。

さらに、ディスカッションの最後やカバーレターに付け加えたいのが、「○○疾患の患者は□□の症状で（予想外に）△△科を受診することがあるので早期診断が重要である」などと書くことです。ターゲットとなる雑誌が消化器専門誌であれば△△科を消化器科と記載します。雑誌はいかに自己の雑誌のターゲット（読者）に有用かを重要視するのです。

⑤の事例では、朝の倦怠感と食欲不振で来院した症例が外来で高度低血糖を来し、その原因が副腎不全で、さらにその原因は下垂体卒中であったというケースを報告しています（CMAJ. 2018;190:E1419.）。「病態Aの原因はBであった」という話にとどまらず、さらに上流の「Bの原因はCであった」といえるケースがあれば、論文化を狙ってみましょう。その時、元の原因である疾患Cは、ある程度頻度が少ない疾患であることが望ましいですね。

CMAJ. 2018;190:E1419.

また、数多く患者さんを診ていれば、教科書でしか見たことのないような典型的な○○サインを画像でとらえたという経験もあるでしょう。これは、⑥のチャンスです（BMJ Case Rep.2016. pii:bcr2016214742.）。サイン自体がいかに有名でも、実際にそのサインをとらえた画像を数多く見て目を慣らすことは、医師にとってとても価値のあることです。そのため、格の高いジャーナルであっても定期的にこういった典型例を掲載します。ただし、この⑥の典型例が採択されるかどうかは運に左右されるところが大きいため、とにかく挑戦あるのみです。

BMJ Case Rep.2016;pii:bcr2016214742.

この⑥のケースで意識してほしいのが、その画像は主訴、最終診断に関連したものかということです。全く関連がなく、たまたま画像でとらえた所見というのは意義が乏しいでしょう。全く関連なさそうだが実は関連があったというのは応用編で、これはとても価値が高いのですが。あるサインを一目見ること（いわゆる画像一発診断、Snap Diagnosis）で、後に続く診断、治療におけるプロセスを大幅に短縮できれば、その所見を覚えておく価値は非常に高いと言えます。つまり、そうした経験ができるクリニカルイメージ論文は、多くの医師にとって有用な論文であり、雑誌側も掲載したい論文なのです。

また、典型的なサインではないとしても、学会発表したような症例で印象に残る1枚の画像がキーとなる症例などを投稿してみるのはどうでしょうか。私は国内の所属学会地方会で症例報告を聴講することもありますが、規模が大きくない地方会といえども、洗練された症例、教訓的な症例を目にすることはしばしばあります。時には心の中で「これをクリニカルイメージ論文として投稿すると確実にアクセプトだろうな」と思いながら聴講しています。

POINT

① 論文のテーマ決めには必ず「共有したいメッセージ」を意識すること。

② 論文雑誌に掲載されやすいテーマは6タイプ！

06-06

何科の疾患が論文になりやすい？

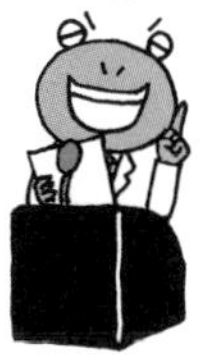

ちなみに、クリニカルイメージ論文の対象になりやすいのは、どの領域の疾患なのでしょうか？

専門分野の論文誌であれば、対象疾患はおのずとその分野の疾患となります。例えば、Gastroenterologyであれば消化器疾患が対象となるでしょう。総合医学誌であれば、幅広い疾患が対象となります。トップジャーナルに掲載された2018年のクリニカルイメージ論文のうち、どの領域の疾患が対象になったかを調べてみました 表3 。診療科を1つに絞れないような疾患の場合は、日本でその疾患は主にどの診療科で診察されることが多いかという視点で分類しています。トップジャーナルはやはり皮膚や感染症分野の疾患をよく採用する傾向にあるようです。

ほかにはどんな視点が重要でしょうか。私は、日々の診療において視診によってとらえた変化をカメラで撮影しておくことが一番の近道だと考えています。これは、クリニカルイメージ論文の題材になる1枚を逃さないという意味だけでなく、患者さんをよく観察するという意味で診察における視診の価値を高めるものです。常によく観察すること。それが診療において重要なのは論を待たないことであり、つまり日々の診察での視診と撮影は一石二鳥な効果があると言えます。

表3 2018年のNEJMとLancetにおける疾患の主な領域別採択数

NEJM			
疾患の領域	採択数	疾患の領域	採択数
感染症	22	救急科	5
皮膚科	10	腎臓	4
呼吸器科	10	消化器科	4
眼科	8	耳鼻科	4
循環器科	6	小児科	3
免疫	5	外科	3
代謝内分泌	5	婦人科	2
神経科	5	整形外科	2
血液科	5	泌尿器科	1

Lancet	
疾患の領域	採択数
皮膚科	6
神経科	3
消化器科	3
免疫	2
腎臓	2
耳鼻科	2
呼吸器科	2
眼科	2
その他	10

※筆者注　診療科を単一の科に絞れない疾患は日本であれば何科の受診、何科の専門医に相談するかという観点から分類した。

時に論文雑誌の投稿規定に「過去10年以内に掲載した症例は採択しない」というような記載があります。10年とまでは言わずとも、最近掲載された症例は当分の間、採択されにくいでしょう。ただ、数年周期で掲載されている疾患もあります。それは論文雑誌が重要と考えて、一定頻度で掲載するような疾患とも言えますので、過去に掲載例があるからといって必ず避けなければならないものでもありません。私の場合、過去に掲載された疾患でも、あまり気にせず次々と投稿しています。

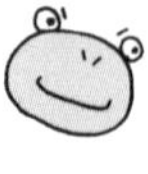

極端な症例より、教訓を大切にしよう

論文の採択基準でしばしば目にするのが「単に極端な所見のみを提示するものは採択されない」というものです。

治療不可能で、経過観察をせざるを得ない場合などは極端な所見のみ（例えば大きな腫瘍など）となるわけですが、そういった症例は採択されにくいでしょう。それよりも、何か教訓を含んだ症例の方が採択されやすい傾向にあります。例えば、「大きな腫瘍であったが無症状で経過した」、「意外な症状があった」など、何らかの教訓を見いだすことが大切です。

クリニカルイメージ論文で紹介されている写真は、カメラで病変を撮影した写真やCT画像が多いというのは前述しましたが、画像は1枚しか提示してはいけないという決まりはありません（投稿規定でそう決めている論文雑誌があるかもしれませんが）。

視診やX線ではっきりその異常が分かればそれらを1枚目の画像で提示し、さらにCT画像などの詳細を2枚目に提示することもあります。私が執筆したクリニカルイメージ論文の1つは、計3枚の写真を示しました（BMJ Case Rep. 2017; pii: bcr2017219249.）。

BMJ Case Rep. 2017; pii: bcr2017219249.

なお、CT写真は造影CT画像を示すのが一般的です。ただ、当然のことですが、「これはちょっと不思議な病態で、症例報告や学会発表対象となるかもしれないから造影CTまで実施しておこう」「詳しく検査をしておこう」と医師の都合で検査をしてしまうような、「過剰な医療」になってしまってはいけません。論文執筆や学会発表はあくまでも二次的なものであり、大切なのは目の前の患者さんの最適な診断・治療は何かを考え、それを実行することです。学会や論文に慣れてくると、つい「論文や学会で紹介することに意義がある」というアカデミックなマインドで頭がいっぱいになってしまうことがあります。常に、まずは患者さんファーストであり、必要十分な診断・治療を提供するという姿勢が大切であり、その先に論文や学会での発表があると心得ましょう。

POINT

① 皮膚科や感染症のイメージが採択事例として多い。
② 日々の診察で視診を大切にしよう。おのずと撮っておきたい画像が出てきます。
③ その画像に教訓はあるか？
④ 論文や学会発表のための「過剰な医療」はすべきではない！

06-07

参考文献の選び方、読み方、教えます

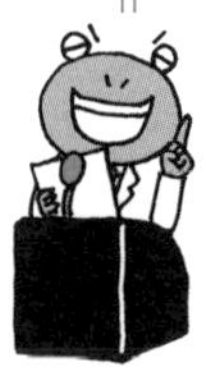

症例が決まれば、学会発表と同様に、文献集めが必要になります。

普段、患者さんの診断・治療に際して文献を調べる先生も多いと思いますが、クリニカルイメージ論文を執筆する上では、その疾患について他の医師が書いたクリニカルイメージ論文、そしてレビュー論文が参考になります。同じ疾患のクリニカルイメージ論文なら、どういう情報を含み、どういう流れで書けばいいかの参考になりますからね。

PubMedなどで文献検索した結果、同じ疾患のクリニカルイメージ論文が多数ヒットしたとするならば、それはどういう意味があるでしょうか。

クリニカルイメージ論文に適した疾患を選んだのだ、と言える半面、過去に頻回に発表されているためもう採択されにくい、とも取れます。ある論文雑誌で最近取り上げられた疾患であれば、その雑誌に同じ疾患のイメージが採択される可能性は低いでしょう。

テーマに選んだ疾患に関するレビューをしてくれている論文は、その疾患に関するたくさんの情報が含まれていますので、参考文献にとても有効で、参考文献として示すものとしても使いやすいと思います。一般的に、参考文献には原著論文を選ぶ方がよいとする考え方もありますが、クリニカルイメージ論文では掲載できる参考文献数に制限があることが多いため、どうしてもレビュー論文に頼らざるを得ないと考えています。

私の場合、1本の論文を書くために10～20程度の参考文献を集め、順に読んでいきます。隅から隅まで読むのではなく、自分に必要と考えられる部分を読んで、かつ使えそうな表現があればマーカーで印を付けておき、論文執筆時に参考にします。原著論文なら、イントロダクションやディスカッションのみ読む場合も多いです。

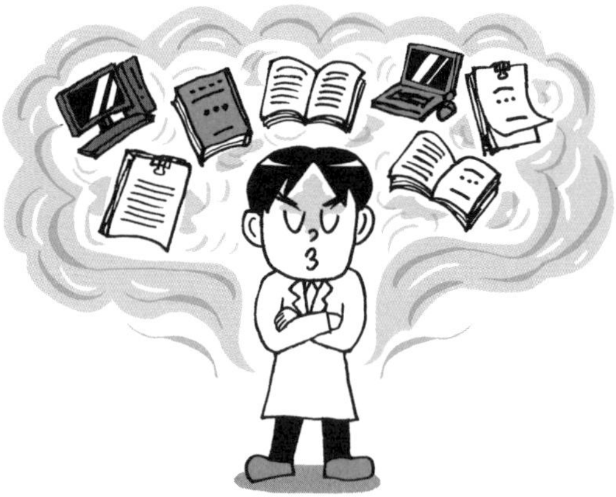

06-08

患者さんから同意書を頂くとき ～論文の意義も伝えたい～

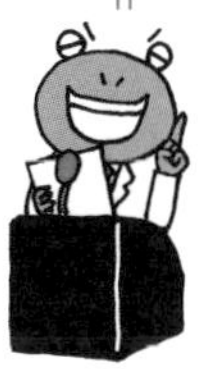

論文のテーマにしたい、あるいは将来的になるだろうと感じたとき、患者さんから（不可能な場合にはご家族から）同意書を頂くことが必要です。いくら個人情報が分からないようにしていたとしても、同意を得ずに紹介するわけにはいきません。

私の場合、患者さんやご家族の心理的な面も勘案し、診断、治療がスムーズに進み、退院間際となった夕方など、ゆったりとした雰囲気を持てるようなとき、病室で説明して同意書を頂くことが多いです。治療に難渋しているとき、まだ入院して間もない頃は患者さん本人も気が動転しているでしょうし、ご家族も心配で気が気ではないでしょう。そんなときに「論文ってのがありましてね」と切り出しても混乱と反発を受けるだけです。

患者さんには、論文執筆に画像や医療情報などを使わせてほしいこと、個人情報保護ガイドラインを厳守することなどを同意書に沿って、ありのままに説明します。医学雑誌に発表して医師間で疾患の情報を共有することで、同じ症状・疾患で困っている他の患者さんの役に立つ可能性があるといった意義も伝えます。私の経験では、多くの患者さんは喜んで同意してくださいますが、どうしても難色を示される患者さんやご家族もいらっしゃいます。その場合にはあきらめましょう。

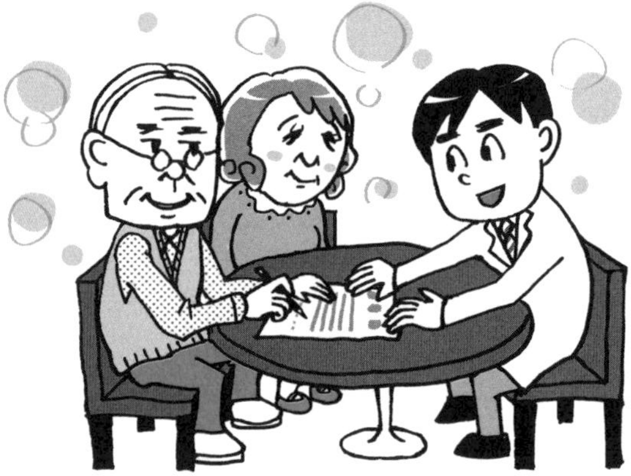

06-09

クリニカルイメージ論文のひな型、大公開！

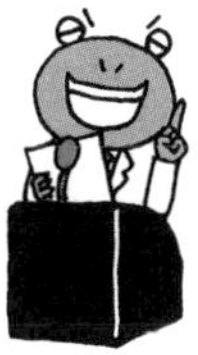

ここまででクリニカルイメージ論文の執筆の準備は整いました。

いよいよ執筆のコツをお伝えしましょう。

論文を書けない理由の一つに、「取り掛かり方が分からない」ということが挙げられると思います。そういう時にはまず、過去に掲載された論文を基に、ひな型となるテキストファイルを用意しましょう。そうすれば、各疾患、症例ごとに必要な語句を入れ替えていくだけで執筆がはかどるので効率的です（次ページ参照）。

Wernicke encephalopathy

A 28-year-old woman presented to the emergency department with a 10-day history of vision loss. The patient was alert and oriented to place and time. She lived with her parents, who reported that she had not been eating much food for the past 3 months. She was socially isolated, reported a chronically depressed mood, and she drank about 1 L of distilled spirits daily. She had no history of drug use.

On physical examination, we found restricted abduction in both of the patient's eyes, along with upbeat, gaze-evoked horizontal nystagmus (a video [Appendix 1] is available at www.cmaj.ca/) and bradylalia. Her eye examination was notable for edema in the optic discs. Her pupils were mydriatic and isocoric, and the pupillary light reflex was attenuated in both eyes. She could not stand, and her limb muscles moved against gravity over the full range of motion. Fluid-attenuated inversion recovery magnetic resonance imaging (MRI) showed hyperintense signals in the bilateral medial thalami (Figure 1A) and in the periaqueductal grey matter (Figure 1B). We diagnosed Wernicke encephalopathy and started immediate intravenous thiamine replacement therapy. Her neurologic symptoms improved, and she was connected with mental health resources, including long-term medical social work. With the support of her family, our patient has abstained from drinking alcohol for 10 months.

Wernicke encephalopathy is a well-known complication of thiamine deficiency, mostly associated with alcohol use disorder. Classically, the syndrome comprises changes in mental status, gait ataxia and ophthalmoplegia. However, the full triad has been described in only 10% of cases.1 Patients with Wernicke encephalopathy usually do not present with disc edema, and we presumed our patient's disc edema was caused by optic neuropathy unrelated to Wernicke encephalopathy. Left untreated, about 80% of patients with Wernicke encephalopathy acquire Korsakoff syndrome, which is characterized by memory impairment associated with confabulation. Common findings in MRI of the brain for Wernicke encephalopathy are hyperintense signals in the dorsal medial thalamic nuclei, periaqueductal grey area and the third or fourth ventricles.

Figure 1:Fluid-attenuated inversion recovery magnetic resonance images of the brain of a 28-yearold woman with Wernicke encephalopathy showing

(CMAJ February 10, 2020,192;(6):E143より引用)

タイトルを、ご自身で考えてみてください。一目で内容が理解できるような、分かりやすい説明のようなタイトルが望ましいです。雑誌によっては疾患名を伏せたものをタイトルとする場合がありますが、その点については投稿のたびに相談します。

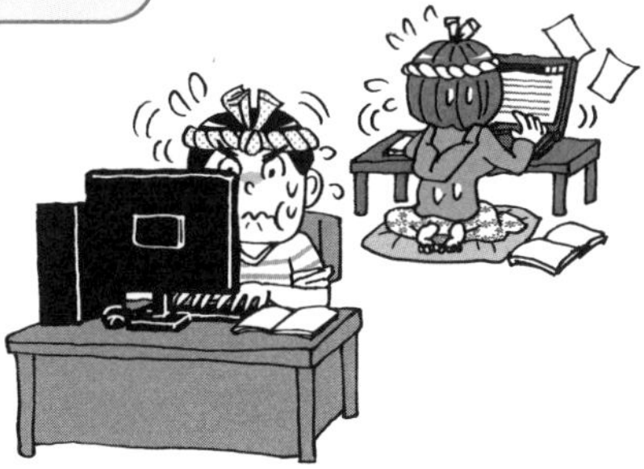

左の文章をテンプレートとして、自分の症例に合うように部分的に変えてみてください。まず前半は症例提示、約150ワード程度としてください。患者背景と既往歴、主訴、ごく簡単な病歴、最低限度の理学所見と検査データ、画像所見（これが重要）を記載してください。そして診断名、治療内容と転帰という順番で執筆します。

後半はディスカッションで成り立ちます。これも150ワード程度としてください。一般的な疾患の説明（定義、原因、リスクファクター、症状、鑑別、治療）、当症例はどのような点が一般的であり、どのような点が変わっているか。最後にどういうことに気を付けるかなどを記載します。（この論文はCMAJ編集部からのリバイス指示により一般的な疾患概念、画像所見を中心に加筆修正しています。）

画像の説明文です。

まずタイトルです。これは、ケースレポートかクリニカルイメージ論文か、あるいは投稿する雑誌によってタイトルの付け方が異なります。例えば疾患名を伏せたタイトルにする必要がある場合や、疾患名をあえて含める場合などに分かれます。少しcoolなタイトルが好まれる雑誌もあり、過去の論文を参考にしながら投稿雑誌に応じてタイトルを決めていきましょう（タイトルは最後に決めるのでもよいでしょう）。

次に前半部分ですが、自分の症例に関するケースプレゼンテーションです。患者背景、既往歴、主訴、簡単な病歴、最低限度の理学所見と検査データ、画像所見（これが重要）を記載します。そして診断名、治療内容と転帰で終了です。雑誌によっては理学所見や検査などを省略する場合もあり、そこは過去の類似論文を参考に、文字数と相談します。ただ、雑誌によっては上記の情報を全て必要とされる場合もありますし、リバイスを指示された場合に追加情報として要求される場合もあります。そのため投稿する雑誌を問わず、あらかじめ英文で用意しておくといいでしょう。投稿時に雑誌に応じて不要部分を削除すればよいのです（新たに英文を書き、再度、英文校正を依頼することは効率がよくありません）。この前半部分は、英語というハードルはあるものの、院内のレポート作成などで慣れているのではないでしょうか。

そして後半部分のディスカッションのセクションは、一般的な疾患の説明（定義、原因、リスクファクター、症状、鑑別、治療）、当症例はどのような点が一般的であり、どのような点が特徴的なのか、などについて記していきます。

最後に日常診療において特にどういうことに気を付けるべきか、といったメッセージを記載します。そして簡単な画像の解説を2〜3行で作成します。この解説は過去の掲載論文を参考にするとよいでしょう。

さて、ここまで論文執筆のコツを紹介してきましたが、皆さん、論文を書けない理由として「そんなの書く時間がないよ〜」なんて言ってませんか。

確かに日々の診療、検査、回診、会議、カンファレンスなどでスケジュールがぎっしり埋まっていて、論文を書く時間が十分取れないかもしれません。

しかし、何とかして細切れの時間や週末の時間を見つけ出して、「まずは1本書いて」みてください。最初の1本が掲載されると、おのずと次の論文を書きたくなるはずです。「他の雑誌にも」「インパクトファクターの高い雑誌を目指す」と、論文を執筆する意欲が高まっていくことでしょう。もし、次々と書きたくなればしめたもの。時間がない中でも、きっと執筆がはかどるようになります。実際、私も学会準備など他の作業に追われて、執筆が遅々として進まない時期がありました。しかし、「1日30分でもいいので他の作業の合間に休憩のような気分で書く」という習慣を身に付けてからは、執筆がはかどるようになりました。そうしているうちに学会準備や他の作業が終了すると、それまで執筆がままならなかった反動（？）か、さらに論文執筆が加速します。

06-10

意外に頭を悩ます
共著者問題

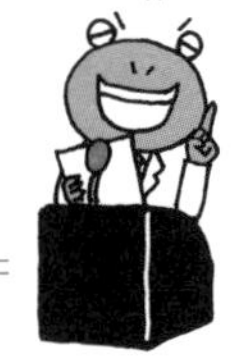

クリニカルイメージ論文の本文部分の執筆が終了する頃にはタイトルや著者名を示すページも執筆します。この著者名ですが、多くのクリニカルイメージ論文は、投稿規定で著者は２人までと限られています。自分自身は筆頭著者となると思うのですが、あと１人を誰にするか。これは非常に頭を悩ませる問題です。

自分だけでなく、診断や治療に関わった医師がいれば、その人物が共著者に入るべきです。診療の相談をした他科の医師や論文作成の過程で相談に乗ってもらった医師が共著者になることもあるでしょう。その医師がいなければ当症例の診療や論文化が成り立たなかった、くらいに論文執筆のキーパーソンとなった人を加えるべきです。

ただし、古くからの慣習として「上司だという理由のみで共著者に加える」ってこともあります。これはとてもナイーブな問題です。最初の頃は指導医に手取り足取り指導を受けているでしょうし、指導医が共著者になることが多いでしょう。その後、一人でまとめられるようになったとき、慣習にのっとるべきかどうかは、あなたの周りの環境次第です。このあたりの機微については、信頼できる上級医に相談するとよいでしょう。

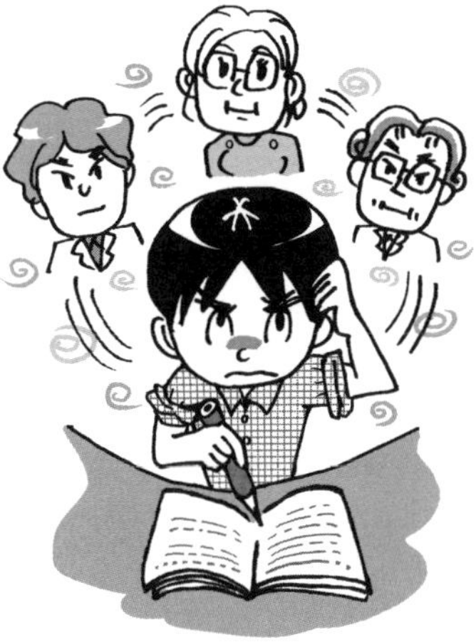

また、共著者に入ることをお願いされたら誰しもが喜ぶかというと、そうではありません。その症例を論文化することに反対だったり、責任を持って論文を監督していない（時間的に余裕がなくて関われない）、などの理由で共著を断られることがあります。論文に名前が入ることは、関心のない人は特に気にしないのかもしれませんが、本来はその人の業績の一部ですし、業績はその人の就職・転職にも関係してきますので、とてもデリケートな問題なのです。

POINT

① 共著者名の人選は大切！
② 多くのクリニカルイメージ論文で著者は２人まで。
③ その人がいなければ論文が成り立たない、という人こそ共著者に。
④「上司を入れるべき？」 難しい問題は信頼する上級医に相談。

06-11

あなたの論文のアクセプト率を7倍にする方法

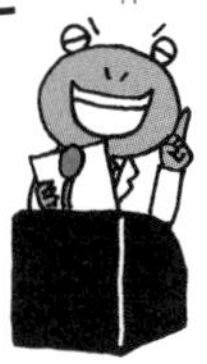

ここでは効率の良い論文投稿の方法として強調したいこと、つまり「クリニカルイメージ論文は基本となるフォーマットをもとに次々と投稿していこう」ということについて紹介します。

それは先に紹介した、クリニカルイメージ論文のひな型をもとに論文を執筆し、それを投稿する。惜しくもリジェクトされればその原稿を「再利用」するコツを身に付けてアクセプトされるまでどんどん投稿しようということなのです。

ほとんどの論文雑誌のクリニカルイメージ論文コーナーは、多くの場合、投稿規定によって、症例部分と考察部分を合わせて300ワード（300単語分です。300文字ではないので注意）以内で執筆しなければなりません。

そうして書き上げた論文が残念ながらある論文雑誌にリジェクトされた場合、この300ワードの原稿をベースとして、別の論文雑誌へ投稿してみましょう。ある雑誌ではリジェクトであっても、別の雑誌ではアクセプトされることがあります。それは、編集者やあなたの論文のレビューを担当する医師の考え方が雑誌によって異なるからです。リジェクトとは、あなたの論文に意味がないと言われたわけではありません。

考え方が異なるレビュアーが見たら、その論文に意味があると感じることでしょう。論文に込めたメッセージがうまく書けていなければ、それを読み取ることができず、リジェクトになることもあるので、文章はよく推敲しなければいけませんけどね。

なお、投稿規定によって単語数が少ない論文雑誌に投稿するときは単語数を削減して仕上げればいいでしょう。ただし、単語数を削減するのには意外に神経を使います。雑誌の持つ性格によって、論文に求められる情報に違いがあるからです。例えば、「この医学雑誌は総合診療系雑誌なので理学所見の部分は残しておいた方がよさそうだ」「この雑誌に掲載されている他の論文を見ると検査データはあまり記載されていないので、ここは削減できるな」といったように、投稿する雑誌の傾向を見ながら文章を練ることが大切です。

このように単語を削ったり、置き換えたりして雑誌の持つ性格に合わせて変えていくことが、いつもベストな方法とは限りません。ですから、同じ症例をテーマとしても、投稿先を変えるとき、その都度、原稿を一から書いていく場合もあるでしょう。ただし、英語による作文に長けていないと時間と手間がかかります。

私自身は、「単語削減・置き換え法」を用いてA誌に投稿し、そこがだめならB誌、次はC誌、D誌へと次々と単語を削り、置き換えて投稿していくようにしています。「アクセプト率を7倍にする」というのは、私が主に7誌に狙いを定め、この方法で投稿することを指しています。あなたが重要だと考えたテーマです。世界の医師にそのメッセージを届けるために、こうした工夫は「アリ」ではないでしょうか。

ちなみに私は、ある論文雑誌にリジェクトされたら、ほぼ1〜2日以内に次の論文雑誌に投稿しています。こうして各誌に順に投稿していき、アクセプトされるまで続けます。私はこれまでたくさん論文を投稿してきましたが、この方法で論文化されずにお蔵入りになってしまったのは数例のみで、論文採択率は約90％です。せっかく書いた症例報告は、必ず掲載してもらうぞという意気込みで取り組んでほしいと思います。

なお、原稿ができあがったら、投稿前に英文校正を依頼するとよいでしょう。英語に相当自信があり、文法や語法など全く問題なく執筆できるという方は別ですが、トップジャーナルは英語の不自然さは最初から減点対象です。できるだけネイティブ（しかも医師）に校正してもらうとよいでしょう。

ただ、知り合いの英語ネイティブ医師を日本で探すのは困難という場合も少なくありません。その場合は校正を生業とする会社に依頼するとよいでしょう。校正会社も、いい校正と、イマイチな校正（失礼！）がありますが、トップジャーナルの経験が豊富な会社であれば、比較的いい校正をしてくれると思います。費用は単語数によりますが、クリニカルイメージ論文は単語数も少ないので、数千円で済むことが多いです。

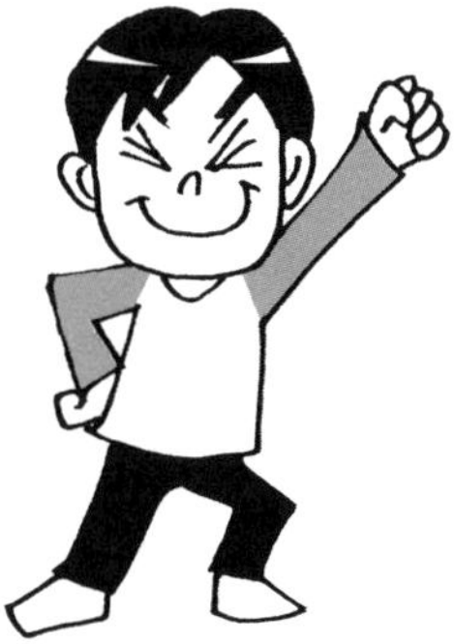

POINT

① 1つの論文雑誌でリジェクトされても悲観することはない。

② アクセプトされるまでいろいろな論文雑誌に投稿してみよう。

③ リジェクトされても放置せずに早めに次の雑誌を狙おう。

④ 英語に自信がないなら投稿前に英文校正を。

⑤ 校正サービスの活用もイイネ！

あらぬ剽窃疑い

～「犯人」も「被害者」も自分？～

他人の論文の表現を断りなしに使用する剽窃（ひょうせつ、plagiarism）は、論文を執筆する上で絶対にしてはいけないことです。しかし、私自身が一度疑い（？）を持たれたことがあります。

とある論文雑誌は「○○チェッカー」といった剽窃チェックソフトを用いて、投稿された論文の文章や表現が既報の論文と似通っていないかを確認する方針をとっていたようです。引用元を明示した上で引用することは著作権法上、問題ありません。しかし、一字一句違えずに同じ文章を論文に使うと、剽窃チェックソフトで検出され、あらぬ疑いをかけられることもあるかもしれません。引用の際には語順を替えたり、似たような別の表現になるよう、共起表現を使うとよいでしょう。共起表現とは、ある言葉を中心に、その言葉が使われている文章を一覧できるように並べ、見比べることです。最近では、共起表現の一覧を示してくれるインターネットサービスがあるので、活用するとよいかもしれません。

私は、剽窃について気を付けていたにもかかわらず、ある日「投稿論文の内容が、ある文書と似通いすぎているから再考してください」という連絡が届きました。

その元の文章なるものは、なんと私が数年前に国際学会に投稿した症例の抄録集でした。つまり、私自身が以前書いた文章です。もちろん投稿の際に文章の表現が同じにならないように気を付けていたのですが……。こちらは再度、文章の表現を大幅に変更した上で最終的にアクセプトに至りました。（藤川）

06-12

「いざ投稿！」実際に何をする？

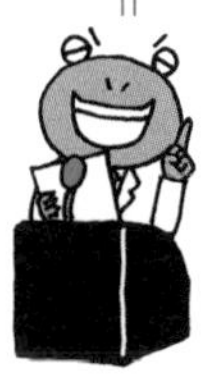

原稿の校正を終えたら、いよいよ投稿です！

まず、どの雑誌に投稿すべきでしょうか？ 総合医学系雑誌に投稿して採択されなければ専門分野の雑誌とするか、もしくはその逆とするか。あるいは、インパクトファクター（IF）が高い論文誌から順番に、など、様々な考え方があるでしょう。

私の場合は、総合内科分野のコアジャーナルに挑戦し、採択されなければ専門分野の雑誌に投稿する、という順番でトライすることが多いです。

ただし、何誌かに挑戦し、最終的にアクセプトされたのがC誌だったとしても、「この論文はA誌、B誌にリジェクトされた末にC誌に採用されました」と公言するのはご法度ですよ。C誌に採択されることを目指して頑張っている投稿者に失礼ですし、C誌関係の医師（Editorial board member）が日本にいないとも限りません。また先に述べたように、インパクトファクターという要素はあるにせよ、それぞれの論文雑誌にはそれぞれ編集方針がありますし、採択の判断に絶対的な基準はないのですから。

投稿作業そのものは、最近はほとんどがオンラインであり、どの雑誌もよく似た手順です。多くの雑誌はClarivate Analytics社のScholarOne Manuscriptsという投稿システムを利用しています。今回は、Canadian Medical Association Journal（CMAJ）の投稿画面を例に、図で紹介しましょう。

① 投稿が初めての場合は、アカウントを作成する。

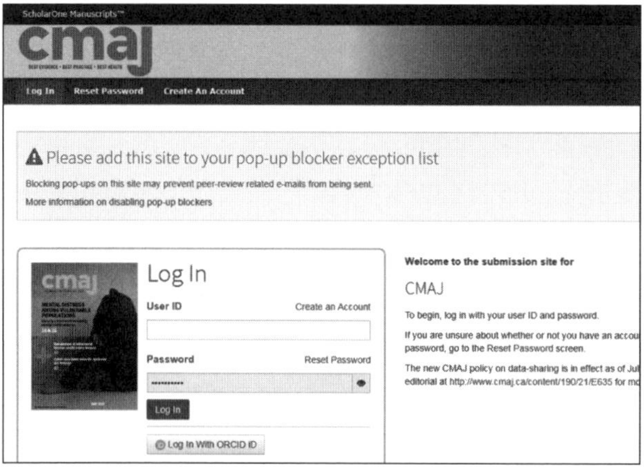

② 「author」を選び、「start new submission」を選択する。

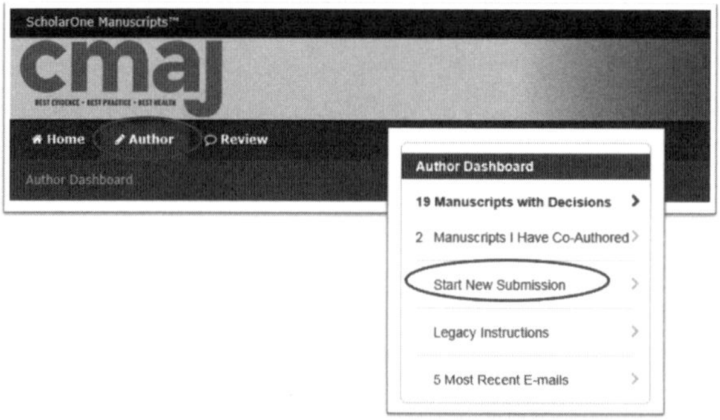

③ 論文投稿の種類（CMAJ の場合は「images」）を選択する。

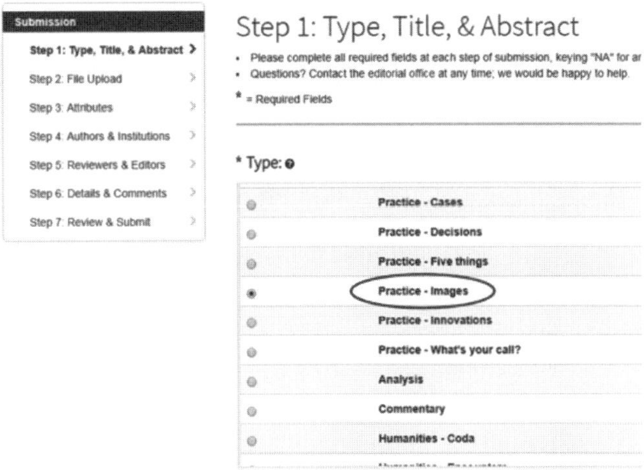

④ タイトル、アブストラクト、本文の文字数などを入力する。

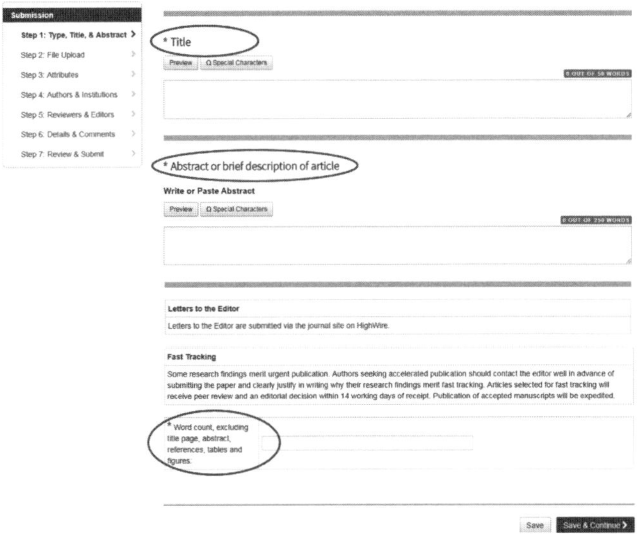

⑤ 原稿、画像などのファイルをアップロードする。

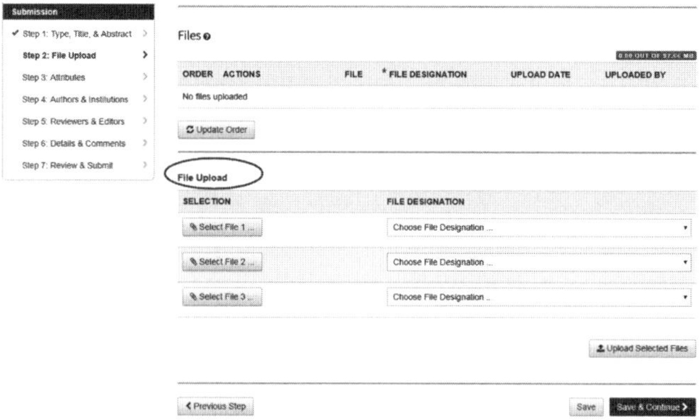

⑥ 論文に関するキーワードを入力する。

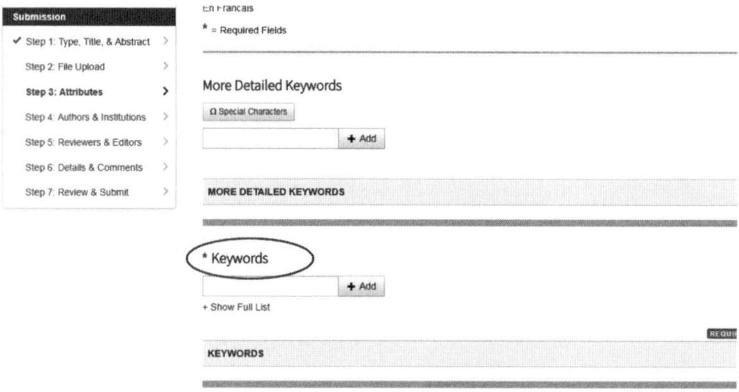

⑦ 自分以外の著者を入力する（自分のアカウントを使うので、自分自身はあらかじめ1人目の著者として自動入力されています）。

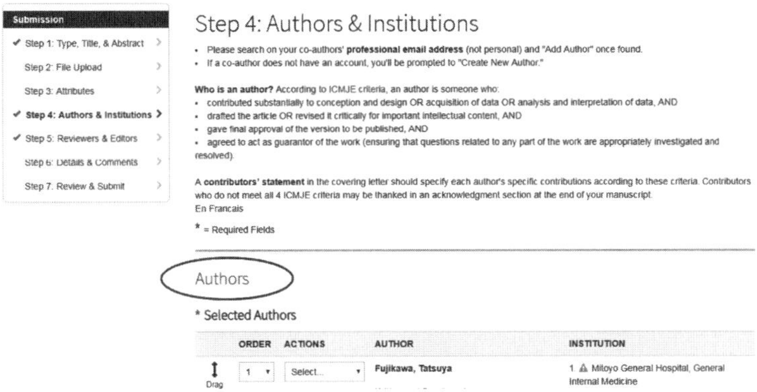

⑧ 推薦する査読者、避けてほしい査読者を入力する。

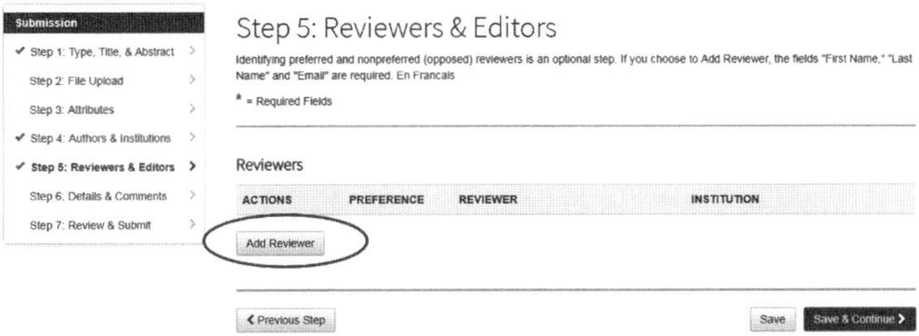

注）⑧はクリニカルイメージ論文の投稿の場合、あまり深く考えなくてよいと思います。特にトップジャーナルの場合、こちらが推薦した査読者に依頼されることはほとんどないと推測します。必ず何人か入力する必要がある雑誌の場合は入力しますが、記載が必須でなければ入力しなくてもよいでしょう。一般的には推薦する査読者はその方面の権威ある研究者、医師などで、例えば類似論文のコレスポンディングオーサーなどを入力します。避けてほしい査読者の欄には研究論文の場合、競合グループの研究者などを入力しますが、クリニカルイメージ論文では通常、入力の必要はありません。

⑨ 用意したカバーレターをコピー&ペーストで入力する(用意したWord文書のアップロードでも可)。研究資金があれば申告する。figure、table、ワード数などを正確に入力する。

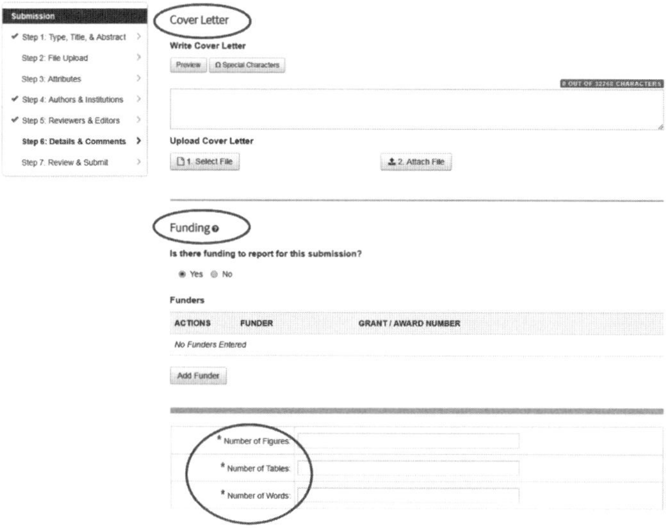

⑩ 当論文を他の雑誌に同時投稿していないこと、既に雑誌に掲載されていないことを申告する(他の雑誌に投稿していても、それが既にリジェクトされたものであれば問題ありません)。その下の倫理規定に抵触しないかどうかの項目は主に臨床研究に用いられるものですが、抵触しなければチェックしておきます。

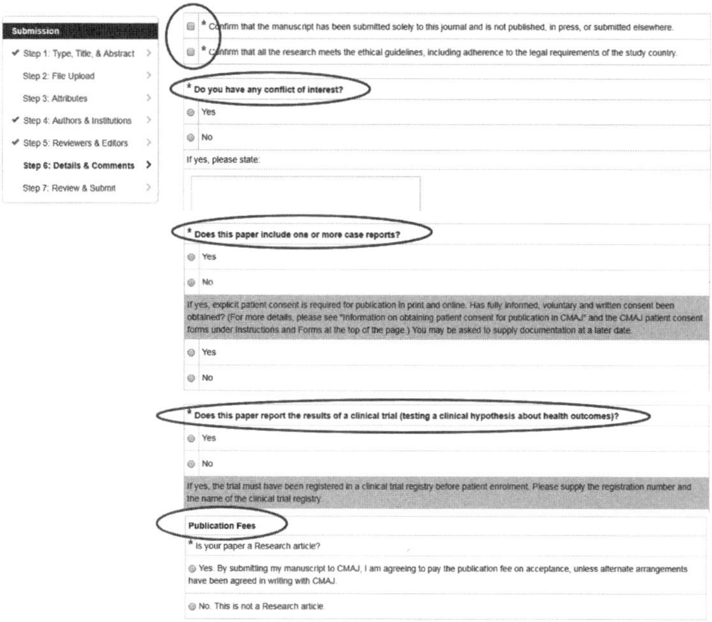

ケースレポート論文の場合、インフォームドコンセントを得て、患者から書面で署名を得ていることを申告します。CMAJの場合、「後に提出を求められることがあります」と記載されています。「この論文はクリニカルトライアルか、(臨床)研究か」といったことも問われます。

その後の過程で、入力事項を確認してさらに文書がPDF化されたものを確認、最後に「submit」ボタンを押して投稿となります。

なお図表(figure)のファイルの保存形式や、単語数制限など指定されたことは必ず守るようにしましょう。時に単語数オーバーに関して、雑誌によっては許容してくれる場合や査読者に回る前にオフィスから差し戻される場合もありますが、何も言わずにリジェクトされる場合もあります。リジェクトされた場合、規定を守らなかったためにリジェクトされたのか、内容でリジェクトされたのか区別がつきませんので、しっかり確認しましょう。論文投稿では、内容以外の点で可能な限りマイナス点を作らないよう心がけることが大切です。

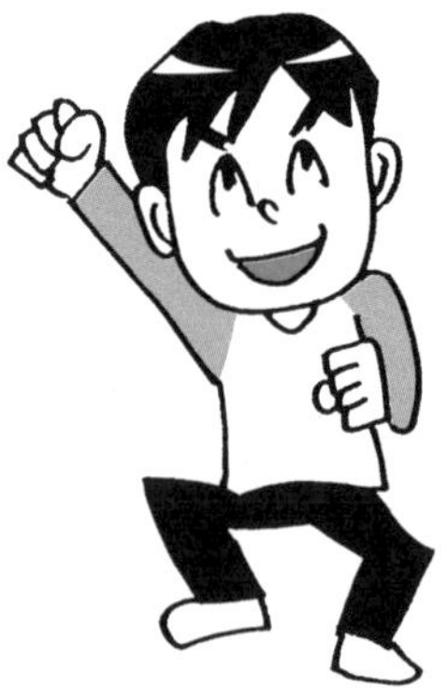

多重投稿にはご注意を

～急いては事を仕損じる～

気を付けてほしいのは、ある論文誌に投稿してまだその審査が終わっていないのに、次の論文誌に投稿してしまうことです。これは多重投稿（multiple submissions）と言い、他人の論文の表現を断りなしに使用する剽窃（ひょうせつ、plagiarism）とともに、固く禁止されていることです。

自分がこんなことをするわけがないと思っていましたが、一度、危なかったことがあります。ある論文誌に投稿して、数日後に編集局からのメールが返ってきました。「unfortunately～」とありましたので、いつものように「残念ですがリジェクトです」という内容のメールだとばかり思っていました。その後、オフィスに戻ってすぐに原稿を微修正した上で他の論文誌に投稿しました。

ところが翌日、リジェクトされたと思っていたメールを偶然読み直したところ、「unfortunately……but」と続き、もし修正したらもう一度掲載を検討するとあるではないですか。これは論文がリバイスの対象になったという意味であり、きちんと該当箇所を修正するとアクセプトの可能性はかなり高いという意味です。

外出先でメールを斜め読みしただけだったので、リジェクトと早合点していたのです。うれしい気持ちの半面、さて既に投稿してしまった次の論文誌にどう連絡をするか。もし次の論文誌編集部が査読者に原稿を送ってしまっていたら、多方面に迷惑をかけてしまいます。急いで正直に、「こちらの手違いで他の論文誌からまだ正式にリジェクトとなっていなかったため、投稿を取り下げてください」と連絡をしました。

幸い、お叱りを受けることなく、「我々の論文誌に投稿する準備ができればいつでもお待ちしております」と、何とも温かい言葉をいただき、解決しました。　（藤川）

06-13

便りのないのは良い便り？

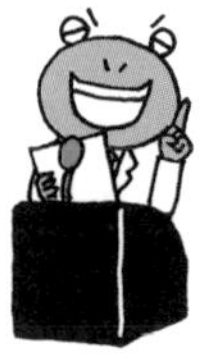

論文を投稿すると、まず編集部から「あなたの『○○○○〜』というタイトルの論文を受け付けましたので掲載できるか審査いたします」という定型メールが届きます。

論文を投稿し始めた頃は「トップジャーナルからメールが届いた！！」と心躍っていましたが、書類に不備がない限りこの受付メールは必ずすぐにオートリプライで届きます（笑）。

そして、採択候補に選ばれなければ、トップジャーナルの場合は2〜3日でリジェクトのメールが届きます。これは、内容の精査前に分野、疾患の種類、イメージのインパクトなどを考慮して編集部判断で却下しているものと思われます（いわゆるエディターズキックというものです）。

雑誌によっては、この初回の判断に数週間、長ければ1カ月以上時間をかける場合もありますが、一般的には合否のメールがなかなか届かなければ「便りのないのは良い便り」です。2回戦、3回戦へと進んでいることが想定されます。論文の世界はAll or Nothingであり、採用されなければいくら惜しくても一緒です。しかし私の場合、クリニカルイメージ論文にチャレンジし始めた頃に比べると、各雑誌の特徴や方針が分かるようになり、それを踏まえて投稿雑誌を選んで投稿できるようになったので、エディターズキックは減りました。そうした意味でも、何度も挑戦するのは大事なことです。

ここ数年は、指導医として研修医と一緒に投稿する機会が増えてきました。研修医とまとめた論文がアクセプトされた経験を積み重ねてきていますが、実はアクセプトされた論文数の何倍ものリジェクトがあります。最初は自信を持って書いた論文がリジェクトされ、しばらく落ち込むこともありましたが、それも数を重ね、次第に慣れてきました。リジェクトされたって別に何かを失うわけではなく、(周囲の数人を除いて)誰かに知られることだってない、と気楽にとらえています。それでも長期間待たされて、「これは……！」と期待させられた揚げ句にリジェクト、となれば多少はガッカリしますけれど……。

クリニカルイメージ論文の査読結果の通知は、リジェクトの場合、とてもシンプルです。コメントも何もなく、「興味深い症例でしたが、我々の雑誌は毎月多数の応募があり、スペースの関係であなたの症例を掲載することはできません」といった定型のメールが届くのみです。そのため何が足りず不採択になったかというのは分かりません。

修正すればアクセプトとなり得る「リバイス」の場合には、レビュアーから「この部分はどういう意味ですか」「この表現はもう少しこうした方がよい」といった質問や細かい修正の提案のメールが送られてきます。基礎研究の論文と異なり、クリニカルイメージ論文は、根本から書き直す必要がある、いわゆるメジャーリバイスとならず、表現の修正程度で済むマイナーリバイスが多いと思います。

まれにリバイスなしでの「一発アクセプト！」というのもありますが、多くの場合は、リバイスを何度か経て、晴れてアクセプトに至ります。リバイスの過程に入ればほぼアクセプトされるのですが、それでもアクセプトメールはうれしいものです。

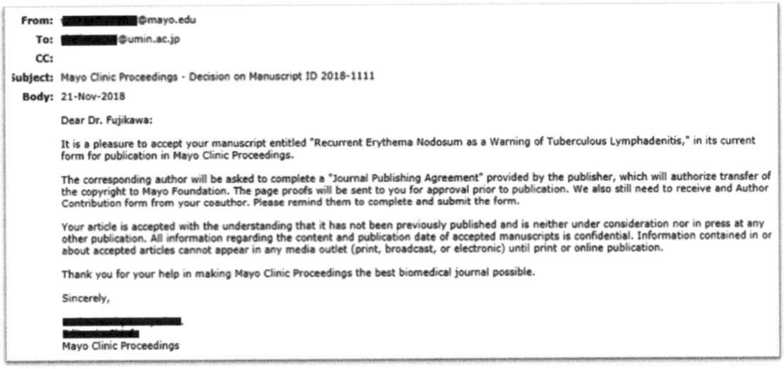

From: [redacted]@mayo.edu
To: [redacted]@umin.ac.jp
CC:
Subject: Mayo Clinic Proceedings - Decision on Manuscript ID 2018-1111
Body: 21-Nov-2018

Dear Dr. Fujikawa:

It is a pleasure to accept your manuscript entitled "Recurrent Erythema Nodosum as a Warning of Tuberculous Lymphadenitis," in its current form for publication in Mayo Clinic Proceedings.

The corresponding author will be asked to complete a "Journal Publishing Agreement" provided by the publisher, which will authorize transfer of the copyright to Mayo Foundation. The page proofs will be sent to you for approval prior to publication. We also still need to receive and Author Contribution form from your coauthor. Please remind them to complete and submit the form.

Your article is accepted with the understanding that it has not been previously published and is neither under consideration nor in press at any other publication. All information regarding the content and publication date of accepted manuscripts is confidential. Information contained in or about accepted articles cannot appear in any media outlet (print, broadcast, or electronic) until print or online publication.

Thank you for your help in making Mayo Clinic Proceedings the best biomedical journal possible.

Sincerely,

[redacted]
Mayo Clinic Proceedings

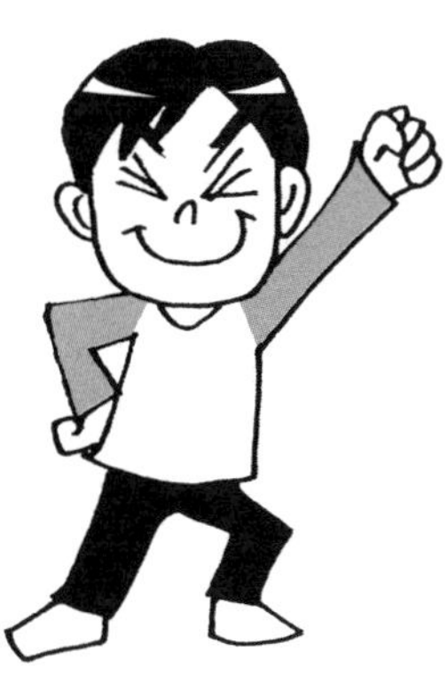

果報は寝て待て

論文雑誌の編集部から採否を知らせるメールは、週末もしくは週明けに届くことが多い傾向にあると感じています。現地時刻では日中に検討会議などが行われているでしょうから、時差の関係で日本時間では土曜日の朝もしくは火曜日の朝にメールが届くことが多いです。

だからどうしたという話かもしれません。ただ、「これは!」と自信があるケースの論文を投稿したときは、結果が気になって気になって仕方がないのです。なので、お恥ずかしながら頻繁に投稿画面（Author Dashboard）を開き、（合否の）ステータスを確認してしまうのです。結果がいつ頃判明するかがだいたい分かっていれば、やきもきする期間も多少減るかもしれません（笑）。（藤川）

06-14

いずれ評価する立場になるんですよ

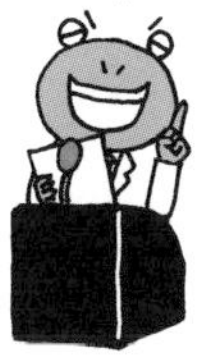

クリニカルイメージ論文が採択された実績がいくつか積み上がってくる頃になると、ときどき論文雑誌から査読依頼が届くようになります。山のように届く、いわゆるハゲタカジャーナルからの投稿募集のメールに埋もれてしまいやすいため、気を付けなければなりません。ハゲタカジャーナルとは、査読をほとんどしないまま高額な論文掲載料を請求する学術誌のことです。

査読を引き受けるかどうかはもちろん任意であり、査読を断ったことで今後の自分の論文投稿が不利に働くことはほとんどないと思います。ただ、論文を投稿するというScientific Communityに身を置く立場としては、自分の論文も他者によるボランティアの査読を経て生まれていることを考え、よほどのことがない限り査読を引き受けるようにしています。そもそも、「査読をお願いします」って依頼されるのって、うれしいし誇らしいですしね。

普段お世話になっている（よく掲載してもらっている）雑誌からの依頼で、査読依頼の論文が比較的精通している分野であるならば、即クリックで引き受けます。

自分が精通していない分野だったらどうでしょうか？ 私は総合内科

に属していますが、さすがに「歯科における〇〇手術についての臨床研究」などというテーマの論文であれば「私は適任ではないのでお断りします」などと返事します。ただ自分が精通していないからといっても、聞いたことのない疾患の症例報告などであれば引き受けることもあります。自分にとっても勉強する良い機会になるし、自分に任せてくれた期待に応えたい気持ちもあるからです。

これまで、査読者は縁の下の力持ちであり、ほとんど公に知られることもなくひっそりと査読することが多かったものです。時に雑誌によっては、その年の年末号などに「今年査読でお世話になったDrたちの名前一覧」みたいなページでお礼を述べる雑誌もあり、ああ手伝ってよかったなあと感じることもありました。

最近では、何という雑誌の査読をしたことがあるか、個人ごとに公表する publons（https://publons.com/about/home/）というウェブサイトがあります。論文のタイトルまでは公表されません。もちろんここに登録するかどうかは自由ですが、自分のした査読も業績の一部と考えるなら登録するのもありでしょう。私は最近登録してみたところ、査読依頼が幾分増えたような気がします。トップジャーナルで査読している人物がどんな人なのかといったことも知ることができて、興味深いものです。

● publons

https://publons.com/about/home/

06-15

最終目標はアクセプト？

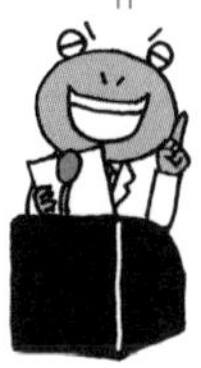

私は松坂大輔選手がボストン・レッドソックスと契約した2006年ごろ、米国ボストンに研究留学をしていました。レッドソックスのホーム球場であるフェンウェイ球場横にあるラボに勤めていたのですが、試合のある日はラボの駐車場まで混雑するため、野球に興味のない欧州出身のボスはよくブツブツ文句を言っていたものです（笑）。

私が所属していたラボは小さなもので、私の力不足もありお世辞にも大きな仕事はできませんでした。しかし、同じフロアには大きなラボが多数あり、CellやScienceの論文を日常的に量産する、まさに世界のトップクラスのラボがひしめきあっていました。フロアのカフェや廊下ではよく「この前の論文、Nature Medicine通ったんだって、おめでとう！」などという会話を耳にし、うらやましく聞いていたものです。基礎研究、臨床研究と、ケースレポート、クリニカルイメージ論文が医学に与えるインパクトに大小はあるかもしれませんが、自分が発見、経験した知見を世界中の医師と共有することにおいて差異はありません。

そしてこの書籍を読んでくれた皆さんには、大学に限らず、どんな環境にいても発信できることを分かっていただけたと思います。私自身、これからも様々な雑誌へと投稿を広げていき、研修医たちともトップジャーナルに挑戦し続ける毎日でありたいと思っています。

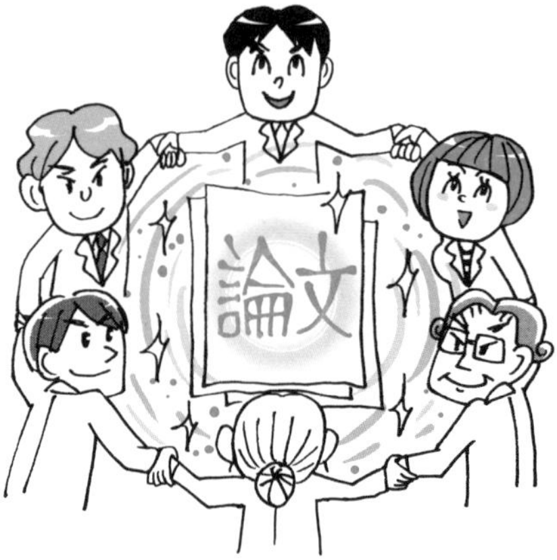

最後に、クリニカルイメージ論文に挑戦する最終目標を皆さんと改めて共有したいと思います。

最終目標はNEJMやLancetに掲載されることでしょうか？　論文がアクセプトされて掲載されることはほんのワンステップにすぎないと思います。究極の目的は、我々が診断に苦慮した症例の経過、見逃しがちな徴候、診断の決め手となった徴候など、我々が見いだした発見、経験を全世界の医師たちと共有することです。それによって、患者さんの苦しみを少しでも早く適切に癒やすことこそ究極の目的なのです。

そのためには、一枚の画像、あるいは症例の経過に込められたストーリーを伝えたいという意思を持ち、リジェクトされ続けてもあきらめずに投稿し続け、何らかの形で世に出すように頑張ってほしいと思います。自分の投稿した画像を、あるいは症例報告を、それを目にした世界のどこかで同じ思いで働いている医師たちが参考にしてくれる、そして診断、治療に結び付く――。それは、とても素晴らしいことでしょう？　そんな光景を頭に思い浮かべながら、私はこれからもケースリポートやクリニカルイメージ論文を投稿し続けていきたいと思います。

おわりに

いかがでしたでしょうか？ コンサルテーション、プレゼンテーション、国内学会、国際学会、論文執筆に取り組む自信が付いたでしょうか？ そして、取り組んでみようという気持ちになったでしょうか？

2019年、日経メディカル Onlineでクリニカルイメージ論文の執筆に関するコラムを書く機会をいただきました。予想より好評であったそのコラムをもとに、医学生、研修医、若手医師の先生の参考となるような書籍を作ることができないか、もっと多くの方に読んでもらいたいと考えたのが本書の出発点でした。そして書籍化にあたり、論文執筆だけでなく、三豊総合病院の研修医教育で力を入れている国際学会発表、国内学会発表、そして学会発表に必要不可欠であるプレゼンテーションを取り上げることになりました。ならば、上司、そして一緒に仕事をする医療者たちに対するコンサルテーションについても触れるべきだと考えました。これで若手医師が研修初日から経験し、学ぶことの基本を一通り網羅できたと思います。

コンサル、プレゼン、国内学会は臨床医になれば避けて通れないものです。しかし医師になりたての頃、これらは未知の世界であり、緊張、ときには恐れすら感じてしまうかもしれません。何事も経験を積んで身につけていくことではあるものの、参考となる良き手引き書があれば心強く感じることができるのではないか。この本がそうした役割を果たすべく三豊総合病院で研修医、若手医師を教える指導医たちで本書を執筆いたしました。ご協力いただいた共著者およびコメントをいただいた三豊総合病院の各診療科の先生方に、この場を借りて厚く御礼申し上げます。

また執筆、編集過程でお世話になりました日経メディカル編集部の加藤勇治さん（そして増谷彩さん）に御礼申し上げます。そして、いつも応援してくれている家族に感謝の気持ちを伝えたいと思います。

藤川達也

デキる研修医は実践してる
プレゼン・学会発表・論文執筆のコツ、教えます

2021年3月15日　初版第1刷発行

編　著	藤川 達也
著　者	安田 美帆、安原 ひさ恵、山内 健司
発行者	原田 衛
発　行	日経BP
発　売	日経BPマーケティング 〒105-8308 東京都港区虎ノ門4-3-12

イラスト	やまもと 妹子
デザイン	LaNTA
印刷・製本	大日本印刷株式会社

2021 Printed in Japan
ISBN978-4-296-10902-9

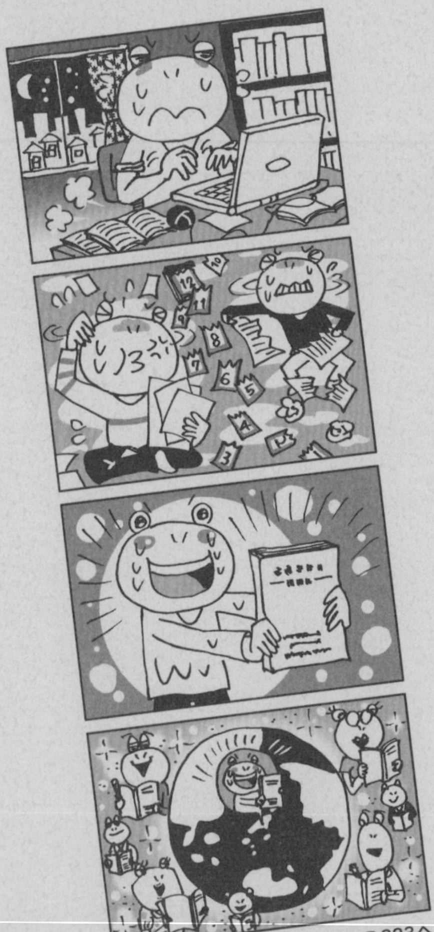

➡P.223へ